ANALYSE ET SYNTHÈSE

DE

L'ÉPIDÉMICITÉ CHOLÉRIQUE

ANALYSE ET SYNTHÈSE

DE

L'ÉPIDÉMICITÉ CHOLÉRIQUE

QUESTION SOCIALE

ORIGINE, DÉVELOPPEMENT, PROPAGATION

DES

ÉPIDÉMIES DE CHOLÉRA

PAR LE

Docteur Sélim-Ernest MAURIN

MARSEILLE

TYPOGRAPHIE ET LITHOGRAPHIE ARNAUD, CAYER ET Cⁱᵉ
Rue Saint-Ferréol, 57.

1866

AVANT PROPOS

Au moment où j'aborde devant vous la question du choléra, les meilleurs esprits sont divisés : les uns nient la contagion, tandis que les autres la soutiennent d'une manière absolue. Ces derniers ont vu, depuis 1865, leur nombre s'accroître considérablement, grâce à la défection des plus valeureux anti-contagionnistes.

Appartenant à une génération nouvelle, qui n'a ni souffert, ni joui du régime sanitaire établi par l'ordonnance du 18 août 1847, et les décrets du 10 août 1849 et du 24 décembre 1850 ; à une génération qui n'a point un passé à défendre ou un avenir à conserver, je crois être dans des conditions d'indépendance d'esprit, de caractère et de position favorables à la vérité.

Je viens donc, sans parti pris, ni sans témérité, mais avec assurance et conviction exposer les faits, les commenter, les pondérer avec une égale mesure; je désire tenir compte de ceux qui sont affirmatifs, comme des négatifs, parce qu'ils ont tous une valeur réelle, une raison d'être que l'on ne peut croire imaginaire.

La première condition d'une bonne théorie, c'est de contenir tous les faits; je suis disposé à sacrifier tout système qui ne satisfera pas à cet axiôme fondamental.

Les conclusions auxquelles je suis amené déplairont peut-être au plus grand nombre : je heurte l'opinion publique, actuellement contagionniste quand même; mais cette lutte me serait-elle personnellement désavantageuse que je m'estimerais heureux si les pièces que j'apporte au procès éclairaient l'esprit du peuple, contribuaient à détruire un préjugé qui s'enracine, et surtout, si elles servaient d'égide à bien des médecins qui se laissent surprendre ou entraîner par le courant.

D'ailleurs, la vérité a des droits imprescriptibles; j'ai foi en elle, son règne viendra lorsque l'exagération aura fait son temps. Puissé-je devancer l'heure en exprimant dans cette monographie ce qu'un éclectisme philosophique, basé sur les données de la science, nous apprend de certain relativement :

1° A la QUESTION SOCIALE, sur l'origine, la propagation et le développement des épidémies cholériques ;

2° A la QUESTION CLINIQUE sur les prodromes, les symptômes, les lésions anatomiques, la durée, le siége et la nature du choléra ;

3° A la QUESTION PROPHYLACTIQUE sur les devoirs de l'Etat, des autorités locales, des chefs de famille et des individus en temps d'épidémie cholérique ;

4° A la QUESTION THÉRAPEUTIQUE sur les divers modes de traitement employés pendant les épidémies de choléra.

QUESTION SOCIALE

ORIGINE, DÉVELOPPEMENT, PROPAGATION

DES

ÉPIDÉMIES DE CHOLÉRA

Avant d'examiner les lois pathogéniques des épidémies de choléra, il importe de s'entendre sur le diagnostic de l'affection, c'est pourquoi, bien que tous les auteurs s'accordent sur ce fait, je tiens à démontrer que :

Le choléra nostras et le choléra morbus asiatique sont deux entités morbides distinctes.

Chaque année, vers la fin de l'été, des cas de choléra bilieux sont constatés, d'autant plus nombreux que les chaleurs ont été plus fortes, d'autant plus graves que la constitution du sujet est plus accentuée; mais c'est là une affection endémique, qui ne compromet en rien la santé publique, qui fait, d'après les relevés statistiques, un nombre très-restreint de victimes.

De 1856 à 1864, j'ai vu à Marseille plus de cinquante cas de choléras bilieux, tous ayant une forme analogue à celle décrite plus haut: déjections colorées, jamais blanchâtres ; voix altérée, jamais glapissante ; rarement arrêt complet des urines.

Les vomissements oryzés (couleur de riz), la voix cholérique se rencontraient quelquefois dans le *choléra infantilis*; mais on sait que le timbre de la voix des enfants s'altère facilement et que les matières alimentaires chez eux ne sont pas aussi fortement teintées par la bile que chez les adultes.

A part ces cas, il est habituellement facile de distinguer le choléra européen du choléra asiatique, surtout depuis que Mabit a tracé le tableau synoptique différentiel suivant des deux affections:

CHOLÉRA NOSTRAS.	CHOLÉRA ASIATIQUE.
1. Est presque toujours précédé de l'ingestion de quelques aliments de mauvaise qualité ou en trop grande quantité.	1. Attaque sans pouvoir attribuer quelquefois à aucune ingestion d'aliments de mauvaise qualité.
2. N'est jamais endémique qu'en automne.	2. Sévit en toute saison.
3. Douleurs vives dans l'estomac et aux extrémités.	3. Cardialgie atroce.
4. Vomissements et selles fréquentes d'abord *bilieuses* puis *verdâtres* ou *grises*.	4. Vomissements et selles continuels d'un liquide *aqueux*, *inodore*, semblable à *l'eau de riz*, jamais de bile.

5 Froid aux extrémités.	5. Refroidissement cadavérique tandis que le malade se plaint d'une chaleur fatigante ou ne semble nullement ressentir le froid.
6. Pouls petit ou élevé.	6. Pouls insensible ou nul.
7. Crampes dans les membres, nulle altération de couleur de la peau — facies souffrant mais non abattu.	7. Crampes, spasmes, convulsions, sueurs froides, peau bleuâtre, pourpre, lie de vin, figure abattue, aspect cadavéreux, yeux vitrés, environnés d'un cercle noir, très-enfoncés, ongles bleuâtres.
8. Urines rarement suspendues.	8. Urines presque toujours supprimées.
9. Rarement mortel à moins de complication.	9. Mort en quelques jours ou en quelques heures dans la plupart des cas.
10. Aucune altération dans l'habitude extérieure du cadavre qui puisse indiquer le genre de mort.	10. Surface du corps d'un bleu livide ou noirâtre, en entier ou par larges taches, doigts crochus, peau ridée aux mains et aux pieds.

On le voit, les deux maladies sont bien distinctes et il ne faudrait pas laisser se répandre dans le peuple l'idée erronée qu'elles ne sont pas de nature essentiellement différente. Alors, en effet, au début d'une épidémie de choléra morbus, il douterait du vrai caractère du mal, et l'émigration, cette puissante méthode prophylactique, n'aurait plus lieu en temps opportun. Chacun doit savoir que le choléra bilieux est seul endémique chez nous.— Que le choléra asiatique est toujours importé, mais de diverses manières.

Ainsi donc, cette affection bilieuse caractérisée non par l'inflammation des intestins, comme le dit Geoffroy (1), mais par un flux mucoso-bilieux, ainsi que l'ont soutenu Sauvages, Vogel, Tourtelle, Cullen et Pinel ; cette affection bilieuse qui règne souvent en été, quelquefois dans une autre période de l'année, dont les symptômes les plus saillants sont des vomissements et des selles d'abord jaunes, verdâtres, devenant noirâtres ou sanguinolentes vers la fin de la maladie (parce que la sécrétion ne se fait plus qu'à demi) ; cette affection bilieuse, dont les causes les mieux connues appartiennent toutes à la classe des fluxionnaires spasmodiques (telles que : passions tristes, — bien plus capables de frapper de spasme le foie que d'augmenter son pouvoir sécréteur, — boissons froides, passage brusque du chaud au froid, — aptes à prédisposer aux maladies convulsives, en amenant la suppression de l'émonctoire cutané) ; cette affection bilieuse où il faut diriger le traitement contre la fluxion, le spasme, l'embarras humoral ; où l'opium, anti-fluxionnaire par excellence, agit presque à l'instar d'un spécifique ; cette affection bilieuse qui se termine ordinairement par la guérison et qui varie dans ses périodes avec la constitution du malade et de l'année, c'est le choléra nostras connu d'Hippocrate, d'Arétée, de Cœlius Aurélianus, d'Aëtius, de Paul d'Egines, de Quarrin, etc. Le seul choléra décrit en Europe jusqu'au XIXe siècle, exception faite des

(1) *Dictionnaire en* 60 *vol.*

épidémies de 50 ans avant Jésus-Christ, 1669-1676,
dont les caractères né sont pas suffisamment tran-
chés et prêtent à la controverse.

Le choléra morbus est exotique et originaire des bords du Gange.

Le Gange, ce fleuve de boue, dont l'eau est plus
chargée qu'aucune autre de matières étrangères,
arrive dans le Bengale après avoir traversé le Béhar
et reçu le Tista, le Kosa, la Mahanada et beaucoup
d'autres rivières considérables ayant leur source
dans l'Hymalaya. Il se subdivise alors en un grand
nombre de bras qui se réunissent à Dakka avec ceux
du Brahma-Poutra. Les deux fleuves dessinent un
delta qui occupe une superficie de 50 myriamètres,
le double du delta du Nil. Les eaux y changent
constamment de lit, et se déversent dans le golfe
de Bengale par dix-sept embouchures principales
et un nombre variable d'embouchures secondaires.
Toutes sont obstruées par la vase, à l'exception du
Hoohly ou Hughly que les gros navires peuvent
remonter jusqu'à une hauteur de 50 myriamètres, et
qui ne tardera pas à être obstruée comme les autres.

Les eaux apportées par les diverses branches,
chargées de cadavres d'Indiens (1), de débris de
tous genres, d'un limon épais, se mêlent à l'eau

(1) On sait que les Indiens n'enterrent pas leurs morts, mais les
confient sur un lit de feuilles au cours du Gange, qui les doit conduire
aux champs célestes. Ils envoient de la même manière les agonisants
à la déesse.

salée de l'Océan, et forment, sur les côtes, des
barres mouvantes et des marais gâts infects.

Dans les crues du fleuve, les langues de terre
comprises entre les diverses branches sont en
partie inondée, les champignons, les végétaux, les
arbustes qui les recouvrent, les cadavres des Indiens, entiers ou incomplètement incinérés, les
charognes des animaux, les débris amoncelés par
les carnassiers qui y abondent, subissent sous
l'eau une décomposition lente; la vase du fleuve les
enduit même d'un vernis qui les protége contre
l'action dissolvante du liquide et les convertit en
un savon organique gluant. Vient ensuite la séche-
resse : ces mares, exposées à toute l'ardeur des
rayons solaires, ont bientôt fourni à l'évaporation
la partie pure de leur eau. Mais la chaleur fait un
appel continu à l'humidité, la vase est à nu, la vase
doit donner à son tour l'eau qu'elle enferme dans
ses molécules. Alors elle se fendille, et la terre
vomit ces effluves malsaines, ces corps toxiques
dont se font à peine une idée ceux qui ont senti
s'exhaler d'un caveau les moffètes cadavériques.

Je le répète, ce n'est pas seulement sur un petit
espace que se rencontrent ces germes méphitiques;
le marécage infect occupe une immense superficie,
couverte de substances organiques en voie de décomposition; même, des corps étrangers d'une
nocivité reconnue qui s'en échappent entraînés par
les eaux pénétrent en certaine quantité dans l'Hoogly, qui les transporte jusques à Calcutta. Là tous
les voyageurs s'accordent à dire que l'Hoogly

offre l'aspect le plus repoussant. Ses bords, vaseux
à marée basse sont couverts de corbeaux, de vau-
tours qui recherchent dans la fange les débris des
cadavres. Le flot où le Jusant éloigne et rapproche
alternativement de la ville les corps des Indiens
sur lesquels se huchent des échassiers qui plon-
gent avec avidité leur long bec dans les entrailles
du mort. Pour éviter aux habitants la vue de ce
spectacle horrible, on a établi un service de bateaux chargés de recueillir les restes des hommes
et des animaux. Vers l'extrémité de la ville s'élèvent constamment des flots de fumée blanchâtre ;
ces flots de fumée proviennent des nombreux cadavres que les bateaux ont recueillis, transportés,
et qui, grâce à la libéralité des familles indiennes,
sont confiés au bûcher. Mais souvent les Indiens
ne fournissent pas assez de bois pour que la cré-
mation soit complète. On jette alors les restes mal
calcinés dans la grande voirie des bœufs, des
chevaux, des chiens dont les carnassiers font leur
nourriture. L'odeur de cette fumée et de tous ces
cadavres à demi putréfiés soulève le cœur.

Je me suis appesanti sur l'état de l'Hoogly à Calcutta pour mieux faire comprendre que le milieu
formé par les branches du Gange est d'une nature
toute particulière ; que ce delta diffère des autres
marécages ; que les miasmes qui s'en exhalent sont
théoriquement capables de donner naissance à une
maladie spéciale.

Dans nos climats tempérés, où la flore des marais
est relativement pauvre, où les plantes juteuses

sont rares, où les végétaux décomposés sont susceptibles de former à peine des corps hydro-carburés, où les seuls microzoaires naissent, se propagent et meurent sur place, où les oiseaux, les quadrupèdes, les poissons sont poursuivis à outrance par les chasseurs, les marécages donnent naissance à des effluves qui engendrent la fièvre intermittente et ses diverses formes, depuis le simple frisson jusqu'à l'accès pernicieux.

Dans des climats plus chauds, où une végétation plus luxuriante se trouve en contact avec de l'eau qui stagne, chargées de principes putrides provenant du lessivage de cadavres à demi saponifiés par des terres à base de sable, d'alumine ou de silice, les marécages ont la réputation d'occasionner non seulement des fièvres intermittentes, mais encore une maladie épidémique : la Peste.

Dans des climats torrides, où la végétation est des plus énergiques, où les fougères deviennent arborescentes, où les plantes chargées de sucs sont communes, où des végétaux distillent le poison par tous leurs pores, où la faune est abondante et variée, où les quadrupèdes, les oiseaux, les poissons, les reptiles abondent en nombre et en espèces, naissent, se propagent, et meurent sur place presque sansentraves, les marécages laissent échapper de bien plus dangereuses effluves, qui tantôt causent ces fièvres algides, pernicieuses, tuant au premier ou au deuxième accès, tantôt fournissent le germe de la maladie épidémique connue sous le nom de fièvre jaune.

Et de ce delta du Gange dont l'étendue est si considérable, dont la surface est tantôt couverte d'eau immergeant à demi les plus grands arbres, tantôt asséchée laissant a nu les champignons, les moisissures, les conferves, tout le règne des infiniment petits, de ce grand repaire de bêtes fauves et d'oiseaux de proie, de ces vastes demeures de reptiles et de tous genres d'animaux, de ce charnier, de ce marais salant, que la nature tourmente à chaque instant, qui est soumis au flux et au reflux, qui est alternativement lac, rivière, étang, marais, terre ferme, où l'on observe les plus graves fièvres algides, douterait-on qu'il pût en sortir un germe méphitique susceptible d'engendrer le choléra ? Non, c'est là que se trouve le véritable berceau de la terrible épidémie et les preuves abondent :

Veut-on une preuve directe de la présence du miasme cholérique dans la vase du delta du Gange ? Souty raconte qu'il existe dans les fonds vaseux d'innombrables serpents dont la morsure produit des symptômes en tout analogues à ceux du choléra, moins les vomissements et les selles. Or, tous les explorateurs ont noté que les serpents devenaient vénimeux en raison de l'insalubrité du milieu dans lequel ils vivent, à tel point qu'ils semblent y puiser le corps toxique pour l'élaborer dans leurs glandes à venin; et s'il était permis d'invoquer à l'appui de cette thèse des expériences bien anciennes qui n'ont pas été répétées, je citerais un passage de la géographie de Pomponius Mela, où il est dit que des serpents très-vénimeux d'un marécage sont de-

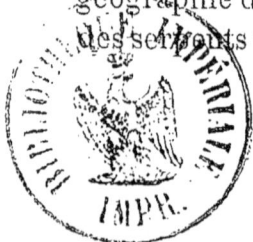

2

venus inoffensifs par suite du transport d'une terre nouvelle et du dessèchement du marais.

Mais ne donnons pas à ce document plus de valeur qu'on ne peut lui en attribuer. Aussi bien les faits ont leur logique. Citons des faits : « En 1826, le vaisseau le *Fils de France*, parti de Nantes, ne compta aucun cholérique tant qu'il resta à l'ancre dans le Gange; mais, par suite de la nécessité de réparer de grosses avaries, on le conduisit dans un des bassins de la rive droite du fleuve pour mettre à découvert la quille du bâtiment. Le soleil échauffa le fond vaseux du bassin, et des miasmes durent s'exhaler en abondance. *Dix-huit heures* après, le choléra frappa indistinctement les hommes les plus vigoureux et les plus faibles (1)... N'est-ce pas là un fait? N'est-ce pas là une preuve ?

Les faits et les preuves de cette nature abondent, à tel point que, dans le pays, la théorie de l'origine du choléra est sainement décrite par le vulgaire. Tous ceux qui ont visité le delta du Gange ont une opinion tranchée sur ce point : M. Reynaud dit : « Il paraît que le germe primitif du choléra est dans le limon du Gange, développé là par des circonstances atmosphériques particulières, il irradie plus ou moins loin autour de son foyer. »

MM. Galligo, Bonnafont accusent le delta du Gange de produire le choléra.

M. Henry Brohan, dans son magnifique ouvrage intitulé *Voyage aux Indes Orientales*, est encore

---

(1) Levincent, *Thèse, Faculté de Médecine de Paris.*

plus explicite : « Dans le Bengale, dit-il, la saison chaude qui donne 43° à 44° de chaleur commence en février et dure jusqu'à juillet. Les pluies vont de juillet à octobre. Les nuits sont fraîches pendant novembre décembre et janvier. La saison des pluies est la plus malheureuse, la plus dure à passer. Il pleut quelquefois pendant 40 heures sans discontinuer; ces pluies ne rafraîchissent pas l'atmosphère; l'air pèse aux poumons; l'intérieur des appartements est brûlant; car quand il pleut il n'y a jamais de brise; le linge dans les armoires est chaud. D'autre part, ces nappes d'eau qui tombent du ciel sont si drues et si compactes qu'elles interceptent la vue; à trois pas on ne reconnaîtrait point un ami; puis, ce déluge ne tarde pas à détremper les habitations d'argile du pauvre Indien; le voilà dès lors exposé à toutes les intempéries. Les reptiles les plus dangereux sortent par milliers de la terre inondée; ils sont entraînés par les torrents et se réfugient dans les habitations où ils donnent la mort. Au retour des chaleurs et quand un soleil de feu chauffe comme à toute vapeur ce terrain détrempé la choléra apparaît (1). »

Ainsi donc c'est au mois de février que le choléra commence à sévir dans le Bengale. — Il y est endémique. — Il y fait de nombreuses victimes chaque année dans la population indienne. — Il y est connu de toute antiquité. — Enfin, il y a sévi pour

_____

(1) *Voyage aux Indes Orientales*, par H. Brohan, ancien procureur du roi dans l'Inde. — Paris 1866.

la première fois, sous forme épidémique sur les Européens, le 12 août 1817 ; à Jessore. Ici j'ai hâte de résoudre deux questions qui se présentent à l'esprit : Quelle est la nature du choléra ? Pourquoi a-t-il sévi en 1817 sur les Européens ?

Le choléra est une affection limnémique.

La nature du choléra indien a donné lieu à de fort nombreuses théories, parmi lesquelles il convient de mentionner les suivantes : le professeur Schnurrer de Nassau, Loder de Moscou, Souty, chirurgien de marine, qui a exercé la médecine sur la côte de Coromandel, attribuent le choléra à une influence électro-magnétique. Schnurrer note que l'épidémie suit les fleuves et les rivages des mers (1) ; Loder n'appuie son opinion d'aucune preuve ; Souty dit que durant les années 1663 à 1680, où le mouvement oriental de l'aiguille aimantée se ralentit, on vit régner des épidémies meurtrières. La même cause lui semble expliquer les épidémies du 19e siècle (1).

Sans nous arrêter davantage à l'examen de ces théories plus ou moins hypothétiques, constatons qu'elles reposent sur un fait d'expérience, qui est une perturbation des phénomènes électro-magnétiques terrestres durant toutes les épidémies.

(1) *Mémoire de* 1831.
(2) *Rapport sur le choléra de* 1831.

Desruelles (1), Piorry (2), Rochoux de Paris, Simon Junior de Hambourg, Riecke de Stuttgard, Masuyer de Strasbourg, Harless de Bonn, Wilhelmy de Leipzig, Payne de New-York, Ducrest de Strasbourg, attribuent l'intoxication cholérique à l'absorption d'un miasme contenu dans l'atmosphère. — Desruelles pense que ce miasme pénètre dans le sang par les voies de la digestion, de la respiration ou de l'absorption cutanée; qu'il vicie tous les fluides provenant du sang; qu'il affecte profondément le système nerveux; que l'économie cherche à s'en débarrasser par le tube digestif où il provoque une violente congestion et des mouvements spasmodiques, origine de tous les phénomènes morbides. — Jannichenn, de Moscou, attribue à ce miasme une affinité particulière pour les vapeurs d'eau répandues dans l'air (3).

La composition de ce corps sceptique a été recherchée par plusieurs célèbres médecins; Jannichenn, son frère et Hermann, ont obtenu, par la condensation des vapeurs atmosphériques, pendant l'épidémie de 1831 à Moscou, une substance organique analogue à celle découverte par Moscatti à Florence. Masuyer a reconnu, dans l'atmosphère, un corps bicarboné et azoté qu'il a décrit avec soin dans un mémoire sur la nature du choléra (1832). Ces expériences ne concordent pas entre elles; mais lorsqu'on sait quelles difficultés présentent

(1) *Pièces sur le choléra de* 1831.
(2) *Académie de médecine,* 9 avril, 1832.
(3) *Mémoire de* 1831.

les analyses atmosphériques , on conçoit que tous les expérimentateurs aient pu ne pas arriver aux mêmes résultats ; seulement, il ressort de cet exposé que la plupart des médecins de tous les pays croient à la nature miasmatique du choléra. — Quelques-uns ne font aucune distinction entre ce miasme et le miasme paludéen ; tel est Cantu , de Turin , qui considère le choléra comme une fièvre algide pernicieuse. D'autres pensent que le miasme est le produit d'une viciation électrique de l'air ; c'est l'opinion de Mellingen , de Londres (1) , plus explicitement formulée par le docteur Horn , de Munich (2). Le docteur Horn admet que l'azote atmosphérique , sous l'influence d'un courant électrique , est transformé en un corps nouveau qui s'appelle iodosmé ou azote électrolisé , ayant la funeste propriété de se combiner avec le carbone des animaux pour se résoudre en un composé cyanuré essentiellement vénéneux. Cette théorie vient à l'appui du système de M. Levicaire , de Toulon. L'honorable médecin de la marine croit , en effet , que le choléra résulte de la présence et de l'action de l'acide cyanhydrique qui se développe spontanément dans l'économie.

Je passe sous silence la théorie des animalcules vénimeux répandus dans l'atmosphère, inventée par Mojon, vulgarisée par Raspail et démontrée fausse par les analyses de l'air à l'aide du micros-

(1) *Obst. sur le choléra de* 1831
(2) *Choléra de* 1849.

cope. — Je ne m'arrêterai pas davantage à combattre Castel, qui attribue au défaut d'épidémies de variole le développement des épidémies de choléra : les faits militent trop contre de pareilles assertions pour qu'on puisse les soutenir. — La question de la cause spécifique du choléra me paraît être difficile à résoudre si on ne se place aux lieux mêmes d'où la maladie tire son origine.

De là, au contraire, il est impossible d'attribuer au choléra-morbus une nature autre que celle des affections limnémiques. — Voici le marais producteur du miasme, voilà le pauvre Indien insouciant, affaibli par les privations, qui s'expose aux rayons torrides du soleil, qui reçoit la rosée chargée d'effluves, qui s'abreuve à une source froide, qui se nourrit de crudités. En quelques heures, il sera mort d'une fièvre pernicieuse ou du choléra. Que les circonstances soumettent un groupe d'individus au lieu d'un seul homme aux mêmes causes toxiques, et l'affection paludéenne sera prise pour une maladie épidémique d'un genre nouveau. Je cite un fait emprunté par M. Marchal de Calvi, à M. Double : « Un détachement de 90 hommes de troupes, pendant une route aux Indes occidentales, fit halte dans un site ombragé par quelques arbres sur le bord d'un lac d'environ 3 milles de circuit, entouré de collines boisées. Dans la nuit, le choléra éclata tout-à-coup parmi ces hommes, dont pas un seul ne donnait signe de maladie ou d'indispositions quelques heures auparavant. Le premier malade, saisi à minuit, mourut en une demi-heure. Avant le lever du jour, 24 de ses camarades étaient en proie au fléau ; 5 d'entre eux étaient morts avant 11 heures du matin, et les autres étaient mourants. Un soldat du détachement fut saisi en brossant les habits et mourut en quelques minutes. Avant la fin de la semaine, tous les hommes du détachement étaient entrés à l'hôpital (1). » — « La signification étiologique de ces faits est bien claire, dit avec raison M. Marchal de Calvi. Des hommes font route, par la chaleur ardente du mois de mai indien; ils arrivent, le soir, au bord d'une vaste étendue d'eaux stagnantes. Ils goûtent la fraîcheur à l'abri des arbres et il s'endorment. Cependant, la vapeur d'eau exhalée de ce lac pendant le jour, se condense et se précipite en abondante rosée et avec elle se précipitent les miasmes que l'eau avait entraînés en se vaporisant. Ces hommes d'autant plus accessibles à l'influence effluvienne qu'ils sont livrés au sommeil et fatigués par la marche, respirent, avec l'air frais de la nuit, cet air miasmatique, et soudain l'un d'eux meurt empoisonné, puis d'autres tombent malades, puis tous, et plusieurs paient de la vie les funestes douceurs de cette nuit passée dans un site qui les avait séduits (2). »

Ainsi donc, les faits démontrent à l'évidence qu'il existe un miasme cholérique dans les marécages du Gange.

Ajoutons comme témoignage écrit, que le choléra a été connu de toute antiquité dans le Ben-

(1) Double, *Rapport sur le choléra.*
(2) Marchal de Calvi, *des épidémies,* thèse de concours.

gale, sous les noms de *Mordezim* , *Mordekie* , *Mot-
alle* , *Mot ghuzib* , c'est-à-dire mort subite , mort
violente, coup de mort ; qu'il est décrit dans le *Ma-
dhow Nidan* , ouvrage médical sanscrit ; que les
Charters de l'Inde et les médécins des trois présidences en on fait le sujet de leur méditation; enfin,
qu'il a été considéré par tous, jusqu'en 1817, comme une maladie spéciale à la localité , et du genre
des fièvres intermittentes algides.

Mais, depuis 1817, il a pris rang parmi les plus
redoutables épidémies; on a beaucoup parlé, beaucoup écrit sans remonter à l'origine du mal , et les
idées erronnées qui ont été publiées sur ce sujet
n'ont pas peu contribué à épaissir les ténèbres. Si
l'on eût pris une voie plus philosophique on eût pu
voir la transformation de l'endémie en épidémie ,
saisir les causes de ce changement , apprécier ce
qui reste de l'ancienne maladie et les caractères
qui se sont surajoutés.

**Le choléra sévit depuis 1817 sous forme épidémique,
parce que quatre siècles de guerre ont bouleversé les
Indes , surtout le Bengale , changé les mœurs , les
habitudes et la culture du sol ; — parce que les naturels y occupent plus qu'autrefois les contrées malsaines ; — parce que les étrangers s'y exposent aux
influences nocives ; — parce que la puissance de ces
influences s'est accrue par la disparition d'une civilisation spéciale ; — parce que les rapports des peuples
avec le Bengale sont devenus fréquents.**

Lorsque les Portugais abordèrent pour la première

fois sur les côtes des Indes, en 1498, ils furent frappés du caractère de grandeur de ces pays.

Les Hollandais ressentirent la même impression, dix ans plus tard, et les Anglais la partagèrent en 1577.

A dater de cette époque, le malheur s'appesantit sur ces belles contrées. On sait que quelques marchands européens ayant fondé des comptoirs au Bengale se mêlèrent des intérêts des princes du pays, acquirent des territoires qui les rendirent puissants, à l'égal des monarques. Des marchands français qui, sur la côte de Coromandel, avaient suivi une marche analogue, en vinrent aux mains avec les colons du Bengale ; peu à peu les les diverses nations de l'Inde, prirent part à la querelle et descendirent comme auxiliaires dans les champs de bataille. La lutte s'engagea surtout entre les Indiens et les Anglais. Les races primitives de l'Inde, les conquérants Mogols, les descendants de Timour et de Baber, Hyder et Tippo, fondateurs d'empires, les petits-fils de Sévajée, autres fondateurs et conquérants, se présentèrent devant l'épée de l'Angleterre.... Des peuples tout nouveaux se forment tout-à-coup, Clive gagne des batailles, s'empare du Bengale, de Bahar et d'Origa ; Waren Hastings conserve ces précieuses conquêtes, puis vient Welesley, qui achève l'œuvre de Clive et d'Hastings. L'Angleterre règne de l'extrémité de la presqu'île aux pieds de l'Hymalaya. Les rives de l'Indus et du Gange, reconnaissent les mêmes lois que celles de la Tamise. La civilisation Euro-

péenne, se mêle à l'ancienne civilisation Indoue(1).
Ce tableau que Barchou de Penhoën trace de la
conquête de l'empire anglais dans l'Inde constate
la victoire de l'Angleterre, mais il ne dit pas à quel
prix elle a été remportée. Il ne dit pas cette lutte
de géants dans laquelle tout ce que l'Inde possé-
dait de force, de vigueur, d'âme et d'argent est
venu s'engloutir ! La première parole philosophique sur ce grand acte est sortie de la bouche d'un
médecin anglais ; qu'on la médite sérieusement,
car c'est là que se trouve l'explication, de la naissance d'une épidémie nouvelle, qui, maintenant,
afflige toute l'humanité : « Il est démontré que la
constitution anglaise a ruiné l'influence de la constitution aristocratique des Indes, de la religion
prévoyante et hygiénique, des lois, des coutumes,
remplacé la chasteté par le concubinage, la tempérance par la gourmandise... (2) »

La constitution Anglaise a ruiné l'influence de
la constitution aristocratique des Indes. Oui, l'esprit de caste existe toujours dans l'Inde, mais il
n'est plus salutaire, il n'y a plus solidarité entre
les diverses classes, il n'y a plus secours venant
d'en haut et descendant de proche en proche jusqu'au dernier paria. Un homme qui a étudié d'une
manière très approfondie l'Inde anglaise a écrit :
« Les rajahs primitifs de l'Inde ou les conqué-

---

(1) Barchou de Penhoën. *Hist. de la conquête et de la fondation de
l'empire anglais dans l'Inde.*

(2) *Th. history, of excellence and decline of the constitution, religion. laws manners, and genius of the, Samakang, by Shebbeare d. m.*

rants Affghans et Mogols, cruels quelquefois pour
les individus, signalaient au moins leur règne par
ces bienfaits envers les masses, par ces prodigieu-
ses constructions que l'on retrouve encore aujour-
d'hui à chaque pas et qui semblent l'œuvre d'une
race de géants ; ces travaux faisaient circuler des
millions et employaient des millions d'hommes.
Sous un ciel dont l'impitoyable sérénité, pendant
sept ou huit mois, ne se voile jamais sous un nuage,
dans un climat où la terre est six mois sans rosée,
la seule ressource de l'agriculture, loin des inondations périodiques des fleuves, était de trouver
ou de créer dans les bassins supérieurs des lacs
où l'on pouvait puiser comme dans d'immenses
réservoirs. D'une montagne à l'autre, en travers
d'une vallée, on jetait une chaussée monstre qui
la coupait en deux parties, les eaux pluviales de
la partie supérieure s'élevaient contre cette immense digue. La population se créait autour de
cette mamelle bienfaisante. Le cultivateur ruiné,
le journalier dans la misère, trouvaient dans ces
constructions un travail, une subsistance assurée;
mais presque tout ce que l'Inde possède en mo-
numents, en constructions d'utilité publique, re-
monte à ces princes indigènes. La Compagnie, jusqu'en 1843, c'est-à-dire pendant près de soixante
ans, n'a pas ouvert un puits, creusé un étang,
coupé un canal, bâti un pont pour l'avantage de
ses sujets indiens. Non seulement on n'entreprend
rien de neuf, mais on ne restaure pas ce qui était,
on n'entretient pas ce qui est. L'Angleterre a trouvé

moyen d'épuiser tous les trésors de l'Inde, sans en
employer la moindre fraction au profit et au bonheur matériel des peuples qu'elle a conquis. Chaque
année voit tomber en poussière quelque chaory,
quelque séraï qui abritait le pauvre indigène, et
s'écrouler quelques-unes de ces digues bienfaisan-
tes. La culture disparaît, les populations périssent
et le pays retourne au désert. Dans un seul district de la présidence de Madras, celui de North-
Arcot et dans une seule année, en 1827, le nombre
des étangs crevés, emportés et détruits par les
inondations, ne se montait pas à moins de onze
cents, après que ce district avait été sous la tu-
telle de l'Angleterre depuis un quart de siècle.

Les rajahs employaient une partie de leurs ri-
chesses en ouvrages d'utilité publique, ils frap-
paient d'un impôt des trois cinquièmes les produits
du sol, mais ils n'avaient pas la force de le faire
donner. Le gouvernement Anglais, plus puissant
et plus habile, touche cet impôt qui ruine le cultivateur. Les manufactures sont fermées(1). La haine
et le désir de vengeance sont dans tous les cœurs;
l'homme blanc, disent les Indiens, mange et boit
le jour entier, l'homme noir dévore sa faim et son
désespoir. A l'activité, à la fierté de l'ancien natu-
rel, a succédé l'apathie, la mollesse, l'abandon de
l'esclave. Une poignée de riz suffit à l'Indien pour
sa nourriture ; il la mendie ; il prostitue sa fille
pour l'obtenir. Qu'il y a loin de cet état des esprits

(1) Ed. de Waren, *l'Inde Anglaise*, t. ii.

à celui des Indiens d'autrefois, heureux et fidèles adeptes des sages lois de Menou, de ces lois qui disent : «C'est en ne faisant tort à aucun être animé, en subjuguant tous les appétits sensuels, en pratiquant les rites ordonnés dans les Védas, en se soumettant à de rigoureuses mortifications, que les hommes peuvent obtenir l'état de béatitude, même dans cette vie terrestre. »

L'invasion a repoussé les indigènes dans des terres malsaines. Marlès, avance que les Anglais possèdent les plus riches et les plus belles contrées de l'Inde, qu'il n'est point de leur intérêt d'augmenter leur territoire par de nouvelles conquêtes, et c'est pour cela qu'ils laissent les Sicks, les Mahrattes, les princes du Dekkan, de Mysore et de Travancore, en possession des Provinces centrales ou de quelques cantons de la côte. Ce sont des fermiers qui exploitent pour eux des terres ingrates et d'un accès difficile. — Dans le but de se soustraire à la puissance des envahisseurs, les Indiens ont fui vers des contrées autrefois inhabitées ; sur les bords marécageux des fleuves le nombre des huttes d'argiles s'est considérablement accru ; tandis que d'autre part des villes nouvelles surgissaient, et d'anciens villages devenaient des centres populeux importants où se donnent rendez-vous les représentants nomades de toutes les nations.

Dire que la soif du lucre pousse ces étrangers à s'exposer eux-mêmes aux influences nocives, que les commerçants exploitent le pays sans s'occuper des suites de leurs trafics, que les naturels venus des contrées les plus malsaines sont admis avec joie et reçus sans entraves dans les villes s'ils apportent quelques denrées avantageuses, que la civilisation spéciale de l'Inde a disparu devant ce torrent d'habitudes et d'occupations nouvelles, que les rapports commerciaux entre le Bengale et l'univers sont d'une remarquable fréquence, c'est avancer des faits qui ressortent du sujet lui-même, mais c'est aussi expliquer la naissance et la marche du choléra épidémique.

Je ne veux pas rechercher si les épidémies qui ont régné à Batavia (1629), à Java (1689), à Arcot, (1756-57), au Bengale (1762), à Arcot (1770), à Bourbon (1775), à Trincomaly (1773), à Madras (1774), à Coromandel, (1774-80), à Maurice (1775), à Calcutta (1781), à Gaujam (1783), à Arcot (1787), et dans l'Indoustan (1793), n'étaient pas comme les avant-coureurs des terribles léthalités auxquelles nous sommes soumis.

Je désire laisser dans l'ombre cette partie du tableau, dont je ne pourrais montrer tous les détails faute de documents précis. Les médecins des trois présidences ont dû faire à ce sujet des rapports tenus secrets par la Cour de Londres. Mais, quoi qu'il en soit, les descriptions qui nous sont parvenues de ces maladies épidémiques, les font considérer, par la plupart des auteurs, comme la première expression de l'épidémicité cholérique dont la capitale de l'Angleterre a ressenti les contre-coups en 1667 et 1676.

Sans m'arrêter à une discussion oiseuse de faits incomplets, je ne puis m'empêcher de constater que ces diverses épidémies locales se sont succédé, coup sur coup, dans les dernières années de lutte des Indes contre la puissante Angleterre.

Faut-il s'étonner de voir surgir une maladie nouvelle, lorsque quatre cents ans de guerre ont transformé les milieux matériels et moraux de l'Inde, détruit la plus ancienne des civilisations, amené à capitulation un peuple fier de ses droits à la liberté, abattu une religion qui remplissait la vie des indigènes. L'Europe a provoqué la dégénérescence de la race Indienne. Elle doit subir les conséquences de la chute d'un si grand peuple. — Une loi d'économie sociale l'exige : la variole, est devenue épidémique à la fin du règne des Califes; le typhus a coïncidé avec la dissolution de l'Empire romain ; la peste a marqué les derniers jours de la puissance Mahométane; la fièvre jaune est sortie des cendres du trône des Incas ; et si les Indiens ont changé de mœurs, de coutumes, de lois, de maîtres, on conçoit bien qu'une épidémie spéciale, le choléra, ait pu signaler cette révolution.

Le choléra morbus asiatique a acquis des propriétés nouvelles en devenant épidémique.

Une maladie, est l'effet contingent des causes morbides qui apportent la forme et le fonds affectifs. Ordinairement, ces causes morbides sont

au moins au nombre de deux : la cause occasionnelle et la cause prédisposante. Pour prendre un
exemple bien sensible, je supposerai l'introduction
d'une écharde dans le doigt : voici bien une cause
occasionnelle d'inflammation; mais suivant le tempérament, la force, le type héréditaire du sujet,
cette inflammation se termine par résolution, par
abcédation aiguë ou chronique, par grangrène, etc.
L'épidémicité est une cause surajoutée capable de
modifier profondément la forme et le fonds affectifs ; ainsi, ordinairement, l'abcès produit par l'é-
charde se vide et la plaie guérit ; mais si le malade
se trouve sous l'influence d'une épidémie de pour-
riture d'hôpital, la plaie grandit au lieu de se fer-
mer, se recouvre d'un enduit pultacé, il y a réaction générale, fièvre et tout un cortége de symptômes
spéciaux.

Ce qui arrive pour la piqûre d'une écharde est
commun à toutes les affections. — L'épidémicité,
est donc un caractère qui vient se surajouter à une
maladie.

Sans constitution médicale, pas de prédisposition
à une épidémie ; sous le règne d'une constitution
médicale favorable à telle expression morbide,
un germe suffit pour qu'une épidémie se développe.

Ce germe, génie, agent, *ens* épidémique, est un
véritable protée qui n'épargne aucun pays, aucun
climat, aucune latitude. J'ai dit, qu'il semble naître
de la dissolution sociale, et les habitudes du peuple
chez lequel il prend son origine, paraissent lui
imprimer des qualités propres : vers les bouches

3

du Mississipi, il affecte le système biliaire (fièvre jaune); — sur les bords du Nil, c'est le système lymphatique qu'il atteint (peste) ; — près des rives du Gange , le système muqueux subit son influence (choléra).

Lors donc que la dégénérescence matérielle et morale d'un peuple, a donné naissance à un germe épidémique, il y a danger pour les autres peuples, parce que ce germe qui constitue une cause de complications morbides, modifie la marche de maladies ordinairement communes dans le pays , et fait par suite de nombreuses victimes; il s'associe aux maladies intercurrentes , il se propage à distance , il se déplace quelquefois sans subir l'influence des climats, enfin il peut même s'allier à une affection contagieuse, ce qui le rend plus redoutable.

Telles sont les principales qualités, que le choléra morbus asiatique a acquises en devenant épidémique. — L'histoire du choléra morbus, depuis 1817, en fournit d'abondantes preuves.

Le principe épidémique du choléra est dans l'air.

Hippocrate dit :

Οκόταν δὲ νουσήματος ἑνὸς ἐπιδημίη καθεστήκη, δῆλον ὅτι οὐ τά διαιτήματα αἴτια ἐστὶν, ἀλλ'ὃ ἀναπνίομεν, τοῦτο αἴτιόν ἐστι, καὶ δῆλον ὅτι τοῦτο νοσηρήν τινα ἀποκρίσιν ἔχον ἀνίει.

« Mais au temps où une maladie règne épidémiquement, il est clair que la cause en est non dans le régime *mais dans l'air que nous respirons* et qui laisse

échapper quelque exhalaison morbifique contenue
en lui. Voici les conseils qu'il faut donner : ne pas
changer le régime, puisqu'il n'est pour rien dans
la maladie, mais réduire le corps au moindre embon-
point et à sa plus grande atténuation, en diminuant
peu à peu la quantité habituelle des aliments et des
boissons (peu à peu, car avec un changement subit
il y aurait à craindre quelque perturbation dans le
corps, et il faut user, en l'atténuant, du régime ordinaire lorsqu'il paraît ne faire aucun mal.) *Quant à
l'air*, faire en sorte que l'inspiration en soit aussi petite et la qualité aussi étrangère que possible, c'est-
à-dire d'une part s'éloigner autant qu'on peut, dans
le pays, des localités envahies par la maladie, d'autre part atténuer le corps, atténuation qui réduit
chez les hommes le besoin d'une forte et fréquente
transpiration. (1) »

Cette vue générale d'Hippocrate, ces conseils,
bons pour toutes les maladies épidémiques, s'appli-
quent au choléra. M. Max Simon l'a fait ressortir
dans son mémoire sur la préservation du choléra
épidémique : « Quant on embrasse, par un coup
d'œil général, l'ensemble du lugubre martyrologe
du fléau asiatique, on est tout d'abord frappé de ce
fait, éclatant comme la lumière du jour, que ce sont
surtout les grandes agglomérations d'hommes à
l'air libre et en mouvement qui fournissent, d'une
manière absolue, le contingent le plus considérable
de malades. D'un autre côté, quand, dans des con-

(1) Hipp. trad. Littré t. vi. p. 55-57.

ditions différentes de celles-là, la mortalité n'est souvent que de la moitié, du tiers, du quart même des individus atteints, ici au contraire, tant que les hommes restent placés dans les mêmes conditions, qu'ils respirent dans une atmosphère sans limites et incessamment renouvelée, non seulement des masses d'hommes sont atteints simultanément ou successivement dans la mesure de la réceptivité des organismes pour le poison morbide, mais un très grand nombre d'entre eux meurent rapidement jonchant souvent de leur cadavre la route qu'ils ont parcourue. » Les ravages causés par le choléra chez les Indiens, qui vivent en plein air, sont bien plus considérables que chez nous. — On pourrait croire que la cause épidémique est plus énergique chez eux. Il n'en est rien, leur genre d'existence est la cause principale de cette grande léthalité, et leurs femmes, qui mènent une vie sédentaire, sont bien plus rarement atteintes qu'eux. M. Moreau de Jonnés établit une proportion de 3 décès masculins pour 1 décès féminin. A Paris, il a été observé que la mortalité dans la population fixe étant de 2 %, dans la population vague elle est de 5 %. — Dans les hôpitaux les mieux ventilés se sont développés des cas plus nombreux de choléra, toutes proportions gardées. Et ce sont les convalescents, les malades qui se rendaient dans les préaux, qui ont été plus souvent victimes. Le genre de vie sédentaire des jeunes gens de 5 à 18 ans n'explique-t-il pas encore leur immunité relative ? Enfin, si les couvents sont rarement visités par le fléau, si

la séquestration a garanti, dans plusieurs circonstances, des familles entières, si après les fêtes populaires qui entraînent les masses en plein air le
choléra augmente ses ravages, ne faut-il pas l'attribuer au principe Hippocratique, dont la vérité a si
bien été démontrée par M. Max Simon ?

Oui le germe épidémique du choléra est dans
l'air, ce germe nous l'avons vu naître des boues du
Gange, nous devions le retrouver dans l'atmosphère.

Le germe cholérique se propage par l'air qui lui sert de véhicule.

On sait que la force d'expansion de l'air le met
dans un état de mouvement constant. Un rayon so-
laire qui tombe sur une masse gazeuse suffit pour
agiter ses molécules. Mais cette agitation se fait
suivant une loi invariable. Les molécules échauffées
se dilatent, deviennent plus légères et montent
vers les régions supérieures, tandis qu'un courant
inverse ramène vers le sol les molécules froides
plus denses par l'effet de leur contraction.

Ces mouvements, très circonscrits dans nos habitations, se produisent dans l'atmosphère sur une
très vaste échelle. L'air fort échauffé de la zone
équatoriale s'élève en masse vers les hautes régions
de l'atmosphère, tandis qu'une masse égale d'air
contracté arrive des pôles vers l'équateur.

Dans toutes ces agitations, l'air entraîne avec lui
des corps étrangers, d'autant plus lourds et d'au-

tant plus nombreux que la vitesse de translation des molécules est plus forte ou que les corps étrangers sont plus légers. Le prince Z. Zagiell, D^r en médecine au Caire, écrivait dans la *Gazette des hôpitaux* du 10 octobre 1865 : « Les navigateurs, d'après Ehremberg, rencontrent souvent une pluie de poussière contenant des débris d'infusoires à carapaces siliceuses à 380 milles marins de la côte d'Afrique et à la hauteur du cap Vert. Ce sont des faits historiques acquis à la science que des cendres du Vésuve ont été transportées à Venise et en Grèce. En 1794 les cendres du même Vésuve enveloppèrent d'un nuage épais le fond de la Calabre distant de 50 lieues. En 1766, d'après Oloffen, les cendres du mont Hécla produisirent une telle obscurité à Glaumba, ville placée à 50 lieues du volcan qu'on ne pouvait s'y diriger qu'à tâtons. Les cendres du volcan de Consiguina dans le Guatemala ont été transportées en 1835 jusqu'à La Jamaïque éloignée de 1200 kilomètres. De Candolle, pendant son séjour sur la côte de Bretagne, habituellement battue par les vents du S.-O., a trouvé sur les arbres, à Quimper-Corentin, deux lichens le *Stricta crocata* et le *Physica flavicans* qui n'avaient été rencontrés qu'à la Jamaïque. » (1)

Notons que cette translation lointaine de corpuscules étrangers se fait surtout par les contre-alizés et que c'est suivant cette direction N. E., que les épidémies se sont toujours développées.

(1) Nous croyons cette dernière assertion peu acceptable. Admettons plutôt que ces graines ont été introduites par quelque navire.

Faisons observer que les molécules alibiles emportées dans le sens du N.E-. peuvent, par un fort vent de terre, arriver sur le sol dans une direction tout à fait contraire à celle qui leur avait été primitivement imprimée. Les vents de terre agissant à la manière d'une ventouse sur la branche supé-supérieure du circuit intertropical : que, par conséquent, une matière morbifique apportée par le contre-alizé N.E. peut être déposée dans une ville où règne un vent quelconque des plus violents, et par le fait même de ce vent ; — que des nuages qui se seraient formés dans le courant supérieur, qui s'y seraient imprégnés de miasmes, pourraient descendre, par leur propre poids, dans un courant inférieur, y être saisis par un vent contraire et transporter la maladie vers le Sud au lieu de la mener aux pôles ; — que la stagnation de l'air dans les couches inférieures favorise le dépôt des matières étrangères contenues dans le vent supérieur.

Mais j'ai parlé du transport des miasmes par les courants atmosphériques sans donner des preuves de l'existence du fait. Nos miscroscopiques deltas européens nous fourniront cette démonstration :

« Leurs effluves voiturées par les vents provoquent l'apparition des fièvres intermittentes ou pernicieuses à d'assez grandes distances. M. Lefèvre nous apprend que le vent qui passe sur les marais gâts de Brouage amène le miasme paludéen tantôt sur Marennes, à quatre kilomètres, tantôt en suivant une direction opposée sur Rochefort, à huit kilomètres, et que les affections paludéennes se déclarent alors dans ces villes. » M. Salvagnioli dit que les effluves des marais Pontins ont un effet sensible à 25 ou 30 lieues de distance. Je pourrais ajouter d'autres exemples, mais ceux-ci suffisent pour démontrer qu'il existe une relation entre le pouvoir d'expansion du germe morbide et l'étendue du foyer producteur. Le miasme cholérique, issu de l'immense delta du Gange, peut donc être transporté au loin, rien d'étonnant qu'il se répande jusqu'aux plus hautes latitudes.

D'après Armesley : « Cette expansion du germe morbide se fait quelquefois dans le pays par des vents locaux. Ainsi, les habitants de l'empire Birman et de Malacca sont les premiers atteints lorsque domine le Sud-Est; si le Sud-Ouest règne, c'est au contraire Madras et Ceylan qui subissent d'abord l'influence épidémique. »

On peut donc supposer que le contre-alizé supérieur qui retient la presque totalité de l'air du delta du Gange, est éminemment propre au transport du germe épidémique. D'autant plus que les vents réguliers, suivant la parole de M. Marie Davy, peuvent transporter d'une région à l'autre d'énormes masses d'air sans trop les mélanger entre elles. L'atmosphère se meut alors pour ainsi dire en bloc et les mouvements tournants, sollicités par les orages, la stagnation d'un air chaud, les vents de terre, ont pour effet de faire descendre l'air des couches supérieures à la surface du sol; à tel point que le froid qui succède au passage des bourrasques est dû principalement au froid des couches

élevées de l'atmosphère descendues vers le sol (1).
Si pour preuves du transport du germe épidémique
par le contre-alizé nous n'avons que la marche
générale de l'épidémie, les faits démontrent outre
mesure que l'air est le véhicule du miasme cholérique à de faibles distances. Ainsi, M. Sénard, dans
son rapport sur la santé de la flotte de la mer Noire,
en 1854, établit que cette flotte avait pu éviter le
choléra en se tenant au mouillage sur un point
donné. Eh bien! le 29 juillet, le *Friedland* et le *Jean-
Bart*, après une croisière sur les côtes de Crimée,
naviguent en vue de la Bulgarie, un violent orage
souffle du N.-O, passant sur la Dobrutscha où se
trouvait la division Canrobert éprouvée par le choléra; dès le lendemain, des décès cholériques sont
constatés sur les deux vaisseaux et l'épidémie sévit, *sans qu'il y ait eu aucun rapport entre les vaisseaux et l'armée.* L'influence des émanations de l'armée de terre est ici évidente. (2)

Dans le rapport du Conseil général de santé au
parlement d'Angleterre en 1850, on trouvera trois
autres faits, moins explicites il est vrai, mais qui
méritent d'être pris en considération, de transport
du germe cholérique par les vents à d'assez fortes
distances.

L'importation du germe cholérique par les vents
est un fait démontré et sur lequel nous n'avons
pas à revenir. — Le rôle des hommes et des choses
est plus difficile à apprécier.

(1) *Des mouvements de l'atmosphère,* Marie Davy, p. 105.
(2) *Arch. gén. méd.* 1855

Rien ne prouve, jusqu'à présent, que le germe cholérique auquel l'air sert de véhicule, puisse être importé par l'air contenu dans les navires, dans les étoffes, dans les matières inertes.

Existe-t-il, d'abord, dans la science un seul fait bien avéré de transmission du choléra par l'air contenu dans une matière inerte? C'est vainement que j'ai entrepris les plus scrupuleuses recherches pour découvrir un tel mode de propagation; le seul cas de ce genre qui permette *aux plus croyants* d'émettre un doute sur la possibilité de ce transport, c'est celui que contient le *rapport fait à la Société de médecine de Marseille sur l'origine et la marche de l'épidémie de choléra de* 1865. Il y est dit: « Dans la soirée du 29 juillet, M. Bouisson fut appelé rue Impériale, 16, auprès de Madame de Cussac, âgée de 43 ans, atteinte du choléra après une quinzaine de jours environ de diarrhée prémonitoire. Elle succomba en dépit de tous les soins qu'on lui donna, le 24 à 3 heures du matin. Le même jour 24, à une heure après-midi, Mademoiselle de Cussac, fille de la défunte, exempte jusque-là de tout symtôme prémonitoire est prise tout à coup, et se fait transporter chez une de ses amies, rue Impériale 18. La pauvre fille était entrée d'emblée dans la période asphyxique. Elle mourut à sept heures. Nous savons de source certaine que la famille de Cussac avait reçu à diverses reprises, depuis un mois, divers objets (boîtes à thé, foulards, étoffes), ayant fait le voyage de Calcutta à Suez, par le navire l'*Erymanthe* et ayant passé par Alexandrie, d'où ils avaient été transportés à Marseille par le *Saïd*. Ces dames ont positivement reçu la visite de deux marins du *Saïd* à chacun des voyages: une première fois le 16 juin et une autre fois après le 14 juillet. Or, on n'ignore pas que le *Saïd* avait eu des cholériques à bord. »

La valeur d'un tel fait n'est pas suffisante pour faire admettre un principe dont les conséquences seraient des plus graves au point de vue des intérêts commerciaux. La maladie de Mme et de Mlle de Cussac est plutôt l'un des premiers effets de l'influence épidémique, qui depuis le 4 juin, planait sur la ville, que le résultat de la réception d'un ballot plein, fermé, ne contenant que peu d'air libre. La visite des deux marins du *Saïd* le 16 juin et 14 juillet ne peut guère être mise en ligne de compte dans l'étiologie du choléra de la famille de Cussac, lorsque l'on examine sans parti pris le rôle du *Saïd* dans l'épidémie de 1865.

Le *Saïd* a été reçu, en effet, dans le port de la Joliette, les 15 juin et 13 juillet, de retour d'Alexandrie. Or, d'après le docteur Auvret, médecin à bord du *Saïd*, dans la traversée du 9 juin on a constaté à bord un cas de choléra chez un homme de 23 ans. — Le choléra a éclaté 20 heures après le départ et le malade a été laissé à l'hopital du lazaret de Messine, où il est mort 48 heures après.

Du temps que l'on transportait le malade à l'hôpital, le docteur Auvret fut appelé en toute hâte pour un homme qui agonisait sur le pont près du grand mât. Cet homme était tombé tout à coup dans la fièvre asphyxique, après avoir eu durant quelques jours la diarrhée prodromique, au dire de ses compagnons de voyage. — Le cadavre fut enterré à Messine.

Dans la traversée du 11 juillet, le docteur Auvret à constaté, 20 heures après le départ, un cas de choléra chez la fille Sarlandre, âgée de 5 ans, dont le père avait été atteint de la maladie 48 heures auparavant à Alexandrie. La fille Sarlandre est morte en 3 heures et le cadavre a été jeté à la mer.

Le *Saïd* n'a eu aucun autre malade à bord. Enfin, pas un des passagers débarqués du *Saïd* pendant les deux traversées n'est mort du choléra, ce qui serait officiellement prouvé par l'état-civil, et je ne crois pas que l'on puisse en citer un seul qui ait été atteint de maladie lors du débarquement. Ainsi donc la cause invoquée par la commission de la Société de Médecine de Marseille pour expliquer la maladie de Mme et de Mlle de Cussac, ne saurait être admise sans réserves ni comme fait scientifique.

Mais si des matières inertes serrées sont incapables de propager le germe cholérique, on soutiendra qu'il n'en est pas de même des vaisseaux recelant dans leur cale une masse considérable d'air confiné qui peut-être sursaturé du miasme délétère. La commission de la Société de Médecine de Marseille a voulu confirmer cette doctrine et s'est appuyée sur une observation de mon excellent ami, le docteur Crouzet. « Le 23 juillet, dit le rapport, Charles Désert, peintre en bâtiments, succombe à une violente attaque de choléra. Désert était contremaître dans un atelier de peinture ; le 8 juillet il passa une grande partie de la journée à bord du *Mœris*, arrivé d'Alexandrie le 5, et *peignait la dunette*, ainsi que cela est constaté sur le registre des journées de travail tenu à l'atelier. Du 8 au 14, il travailla sur un autre paquebot placé bord à bord avec le *Mœris*, et en sa qualité de contre-maître passe de temps en temps sur le *Mœris* pour surveiller les ouvriers. Dès le 11 il est atteint de la diarrhée prémonitoire et le 22 il succombe à une attaque de choléra-type, suivant l'expression du D* Crouzet, son médecin. »

J'avoue ne pas être convaincu : Pourquoi si l'atmosphère du *Mœris* est la cause de l'intoxication, Désert, qui a séjourné moins que les autres ouvriers sur le paquebot, a t-il été seul atteint ? Qu'un homme du monde se permette d'expliquer ainsi l'origine de la maladie de Désert, soit ; mais on ne peut démontrer la certitude du fait ; ce n'est pas une de ces observations péremptoires capables de fixer un point de doctrine. Si on introduisait cette manière de raisonner en médecine, pourrait-on rejeter toutes les anciennes erreurs ? Ne serait-on pas obligé d'accepter ces explications banales, issues de l'imagination ? — Veut-on savoir jusqu'où peut conduire l'adoption d'une telle doctrine, sans sortir de l'épidémie cholérique de 1865 qui a sévi à Marseille? Une maison, située à l'extrémité du chemin de la Magdeleine, près d'une station d'omnibus, a été visitée sept fois par le choléra. — Voici l'explication qu'un médecin dont je tairai le nom m'a fournie : « Les omnibus vont de la place des Docks à l'extrémité du boulevard de la Magdelaine, à la place des Docks ils se sont chargés de l'air cholérique apporté par les navires venant d'Alexandrie ; à leur station extrême ils ont rendu cet air, qui a produit sept victimes dans la famille Féraud! » Peut-on rien imaginer qui se rapproche mieux du langage tenu au XVIe siècle par les médecins qui firent condamner à mort le cardinal Volsey pour avoir osé, ayant la vérole, parler à l'oreille du roi!

Au XIXe siècle, où la médecine comme toutes les sciences se pique d'appliquer une saine méthode d'analyse à tous les faits, admettre comme démontrée une proposition qui s'appuyerait sur des observations aussi incomplètes, ce serait s'exposer trop hardiment aux coups de la critique. Et en bonne logique il faut dire : non, il n'est pas prouvé que l'air importé par les navires ou contenu dans les caisses, dans les ballots, dans les étoffes puisse transmettre le choléra.

Le germe cholérique peut-être importé par les déjections corrompues et les linges qui en sont chargés.

La transmission des dyssenteries graves, et des

diarrhées putrides par les émanations qui s'exhalent des déjections est un fait démontré. Magendie supposant donc, par analogie, que les matières rendues par les cholériques contiennent le germe épidémique, avait tenté, à ce sujet, une série d'expériences qui lui donnèrent des résultats négatifs; Il faisait avaler à des animaux des bols alimentaires imprégnés des déjections fraîchement recueillies ; ces aliments étaient digérés sans malaise. Thomson crut que le principe morbide était dans le sérum du sang des cholériques, il l'injecta dans les veines de plusieurs chiens après l'avoir laissé entrer en fermentation. Les chiens moururent tous en quelques jours ou en quelques heures, suivant les doses injectées, et présentèrent l'ensemble des symptômes du choléra indien.

Les expériences de M. C. Thiersch (1), faites à Munich en 1855, sont plus concluantes encore : Thiersch a trempé des morceaux de papier à filtre dans des déjections de cholériques : 1° fraîches ; 2° conservées pendant six jours à 10° ; 3° anciennes. Il a mêlé ces petits morceaux de papiers à la nourriture de 104 souris divisées en trois groupes ; celles qui ont absorbé les matières fraîches n'ont rien éprouvé. Sur les 34 qui ont avalé des matières conservées depuis six jours, 30 sont devenues malades, 12 sont mortes après avoir présenté les symp_tômes suivants : selles aqueuses, — disparition de l'odeur de l'urine, — suppression de l'urine, — rai-

(1) Thiersch, *Essais d'infection artificielle*, Munich, 1856.

deur tétanique. Le troisième groupe qui avait ingéré les matières anciennes, n'a pas été incommodé.

De ces expériences concluantes, il résulte que les matières rejetées par les cholériques sont nocives, surtout lorsqu'elles ont subi un commencement de fermentation.

Ces expériences nous expliquent pourquoi parmi les médecins envoyés par le Gouvernement pour étudier le choléra de Pologne en 1830, les docteurs Jannichen de Dresde, Foy, Pinel et Vérat, ont pu courageusement s'innoculer le sang d'un individu infecté, goûter des matières vomies, et ne pas être incommodés ; pourquoi le docteur Cordier, de Montrebain, voyant que la terreur occasionnée par les bruits de la contagion éloignait des malades les parents et les voisins, eut le courage de prendre la chemise d'un cholérique *in-extremis*, de la revêtir, et de la garder sur lui pendant six heures au su de la population qu'il parvint ainsi à rassurer, sans danger pour sa santé ; pourquoi le médecin et les infirmiers peuvent donner, sans crainte de contagion, leurs soins aux malades, respirer leur haleine, essuyer leur sueur, les ausculter, les frictionner. Car, ce n'est pas durant les premières heures que le germe morbide s'exhale.

Et les faits cliniques les mieux étudiés au point de vue de l'étiologie, confirment cette doctrine basée sur la physiologie pathologique. Ainsi, dès 1817, Jameson a noté dans les camps anglais la fréquence des cas de choléra auprès des lieux d'aisance. Acland a observé pendant le choléra d'Oxfordt, que les déjections étaient l'un des principaux agents de transmission du mal (1).

Delbrück après avoir reconnu l'influence maligne des émanations qui s'échappaient des déjections cholériques jetées dans les lieux de la prison de Halle, fit enfouir les matières, et les ravages de l'épidémie furent dès lors bien moindres (2).

M. J. Worms, dans une monographie sur la propagation du choléra, cite encore des faits analogues dus à l'observation de MM. Pellarin et Petten Koffer.

Lors de la dernière épidémie, à Marseille, plusieurs personnes ne voulant pas garder l'engrais humain, permirent à des vidangeurs de l'emporter. — Cet engrais occasionna des cas de choléra chez divers cultivateurs qui le déposèrent dans des fosses; entre autres le paysan de M. A. de P., à Sainte-Marguerite, celui de M. G., à Saint-Loup, furent, à ma connaissance, atteints de cholérines très graves. L'engrais humain déposé dans des fosses, paraît y fermenter plus vite, et nul doute que ce mode de propagation du germe cholérique ne soit très efficace. — Dans les villes où la même tinette est commune à toute la maison, et renouvelée seulement tous les huit jours, on conçoit qu'il y ait rarement un seul cas de choléra sous le même toit. — Les lieux d'aisance publics, bien ventilés, établis avec soin, et dont les tinettes sont enlevées presque tous les jours, ne présentent pas le même inconvénient

(1) H.-W. Acland, *memb. of the chol.* Oxford, 1855.
(2) E. Delbrück, *le chol. dans la prison de Halle.* Halle, 1856.

au point de vue de la santé publique; de renseignements très exacts que j'ai fait prendre, il résulte que pas un des 120 employés des cabinets inodores de Marseille, n'a été atteint de choléra ni de cholérine en 1865.

Si la propagation du germe cholérique par les matières rendues est évidente, les faits de propagation par les linges souillés des déjections corrompues des cholériques, sont encore plus nombreux et tout aussi concluants :

M. Baladini écrit que le nommé Bittarine, âgé de 60 ans, périt du choléra à Peschiera; son fils, âgé de 25 ans, arrive quelques jours après, se couche dans le même lit, et est enlevé en quelques heures par une attaque foudroyante. Le frère plus jeune veut, à son tour, se reposer dans la même couche, il succombe en trois heures (1).

M. Bailly, de Villeneuve-sur-Yonne, communiquait à l'Académie de Médecine, le fait suivant, en juin 1849 : Galleron, habitant aux Marinières, près Joigny, est pris du choléra dans les premiers jours de mai; son fils, soldat au 2e léger, se rendant à Bourbonne-les-Bains, se détourne de sa route pour venir visiter sa famille où il arrive fatigué et couvert de sueur, le 13 mai. — Il se couche dans le même lit que son père, est pris d'accidents cholériques le 14 mai à 7 heures du matin et meurt le soir.

M. Pellarin rapporte qu'un cultivateur de Plo-

(1) *Annali universali di medecina.*

nisy, de retour de Pontrieux où règne l'épidémie, est pris de choléra. — Une journalière et sa sœur qui s'étaient partagé et avaient lavé les hardes furent atteintes du mal (1).

Goering, dans ses recherches sur le choléra dans la prison de Diebourg, fait remarquer que le seul homme qui soit mort du choléra en ville est le mari d'une des femmes employées à la lessive du linge des cholériques (2).

Pettenkoffer affirme que la première victime dans la prison des femmes d'Ebrach fut une prisonnière qui avait lavé du linge souillé de déjections de cholérine (3).

Le docteur Guastalla dit : « Un certain Sbisa contracte à Trieste le choléra et en guérit. Selon son habitude, Sbisa envoie à Rovigno, sa patrie, distante de 85 kilomètres, les linges pour qu'on les blanchisse, dans la maison où habitent sa mère, son frère et son neveu. Peu de jours après, les trois personnes meurent du choléra et on n'observe plus aucun cas nouveau à Rovigno (4). »

Pendant la dernière épidémie, une buandière demeurant à Saint-Marcel, village situé à 6 kilomètres de Marseille, reçoit des linges chargés de déjections cholériques, les laisse sous un hangar où

(1) *Gaz. méd.* 27 juillet 1850.

(2) *Deutsch Klinick*, 11-12, 1855.

(3) Pettenkoffer, *Rech. et Considér. sur le mode de propagation du choléra, et les moyens d'en prévenir et d'en arrêter le développement.* Munich, 1855.

(4) Guastalla, *Osservazione medico-pratiche su il chol. asiat. datta a Trieste, l'ano 1849,* p. 24.

son mari dort quelquefois pendant le jour. Le surlendemain, le mari est pris de cholérine.

M. Chaudé écrivait, en 1832 : « Quant aux blanchisseuses, nul doute que leur profession n'ait
contribué à la fréquence du choléra (1). »

En 1848, le docteur Riegler avançait que « proportions gardées, le nombre dés blanchisseuses
atteintes du choléra, à Constantinople, était deux
fois plus considérable (2). »

En 1852, le Conseil supérieur de santé, à Londres, disait : « Il n'est pas sans danger de laver le
linge des cholériques (3). »

**Le germe morbide peut-être importé par les cholériques
isolés et par les groupes où règne le choléra. — Il est
douteux qu'il soit transmissible par les cadavres.**

Ce principe, qui avait été entrevu par quelques
médecins, en 1830, mis hors de doute par des observations recueillies en 1849, 54 et 55, a été confirmé en 1865.

En 1830, les médecins qui firent partie de la
Commission envoyée en Pologne pour étudier le
choléra, voulurent démontrer la non-contagion
de la maladie, en s'appuyant sur ce que M. Foy
avait respiré pendant demi-heure l'haleine d'un
cholérique, avait goûté des matières vomies, s'é-
tait inoculé du sang tiré de la veine d'un agonisant

---

(1) *Relat. sur le chol.* de 1832 *dans le quartier de la Sorbonne.*
(2) *Le chol. à Constantinople* (cité par J. Worms).
(3) *Rep. on the mortality of chol.*, London, 1852.

sans avoir éprouvé de symptômes cholériques. —
2° Sur ce que les médecins sortant de l'hôpital
avaient pu communiquer avec leurs amis sans leur
transmettre la maladie. — 3° Sur ce que le nombre
des cholériques avait été moindre chez les personnes qui donnaient leurs soins aux malades que
chez le reste de la population.

La vérité de ces assertions a été démontrée à Paris, en 1832 : sur 2,035 personnes employées au
service des cholériques, 138 ont été atteintes du
choléra, 45 ont succombé (soit 11 $0/_{000}$). Dans
la population entière la moyenne des décès cholériques a été de 1 sur 42 (soit 23.42 $0/_{000}$).

A Revel, sur 113 personnes attachées au service
de l'hôpital, 2 seulement ont été atteintes.

A Saint-Pétersbourg, Moscou, Cronstadt, on a
constaté des faits analogues.

M. Guéneau de Mussy lut à la séance de l'Académie de médecine, le 18 septembre 1832, une lettre
de M. Mitivié relative à la non-contagion du choléra-morbus. Une femme qui nourrissait a été gra-
vement atteinte de la maladie, disait l'auteur, et
n'a pas cessé d'allaiter son enfant qui n'a pas
été malade. M. Rullier, à cette occasion, cita plusieurs cas semblables : deux de ces malades ont
guéri, une troisième a succombé ; toutes trois ont
donné le sein à leurs enfants, les deux premières
pendant toute la maladie, et la troisième jusqu'à
deux heures avant sa mort. Les enfants n'ont pas
été malades.

Cette doctrine trouvait encore une éclatante cor-

roboration dans le fait suivant rapporté par M. Sté-
vienard, de Valenciennes : « Un enfant de 5 ans
environ est atteint de choléra. Arrivé à la période
algide, ses parents font tout pour le réchauffer,
leurs efforts sont inutiles. Sur le conseil d'un
médecin qui ne croit pas à la contagion, ils placent
entre eux le petit patient. La chaleur ne tarde pas
à revenir, la réaction se prononce et la convalescence se dessine promptement. Malgré le contact
immédiat, le père, la mère et un autre enfant au
sein qui a passé la nuit dans le même lit sont
exempts de toute atteinte cholérique. »

Toutes ces observations étaient fort bien prises
et d'une incontestable valeur, elles s'accordent
avec les données de physiologie pathologique que
nous avons précédemment énoncées. Mais la con-
clusion tirée de ces faits était trop absolue. Et de
ce que le choléra ne se manifeste pas immédiatement du malade à l'infirmier, il ne fallait pas en
conclure qu'il ne pouvait pas du tout être importé.
— MM. Martin Solon, Rochoux, Rostan étaient
encore imbus de ces fausses doctrines, lorsque, le
29 mai 1849, M. Velpeau disait à l'Académie de médecine :

« En 1832, le premier cas de choléra qui se déclara dans nos salles s'y manifesta après l'arrivée
d'une infirmière, qui s'était trouvée dans d'autres
services en contact avec des cholériques. Une fois
ce premier cas développé, on vit la maladie se propager de lit en lit à un grand nombre de malades.

« Cette année il est très-probable que le premier

cas de choléra a eu lieu dans mon service. Avant qu'on ne parlât de choléra, à Paris, une femme atteinte de hernie étranglée, fut opérée, et malgré l'opération, les symptômes d'étranglement, qui ont une certaine analogie avec ceux du choléra, persistèrent et la malade succomba. A partir de ce moment le choléra se déclara et il a décimé la salle. »

Et M. Brochard, médecin des épidémies à Nogent-le-Rotrou, qui eut le courage d'adresser au corps savant, la communication suivante le 24 avril 1849, eut à soutenir une longue polémique à ce sujet :

« Dans la nuit du 30 au 31 mars, une voiture de nourrices arrivait à Nogent-le-Rotrou. Dans cette voiture, se trouvait une nourrice qui avait déjà la diarrhée en partant de Paris, qui l'eut plus forte en route et qui présenta tous les caractères du choléra dès le samedi. — Le lendemain de son arrivée dans la commune de Brunelle, cette femme mourut. Le nourrisson mourut du choléra dans la nuit du dimanche au lundi.

« La femme Benoît, nourrice du même convoi, fut prise du choléra à Nogent le dimanche matin et mourut le lundi à 2 heures. Deux des femmes qui ont soigné la femme Benoît et une des femmes qui ont soigné la nourrice de Brunelle sont mortes du choléra à quelques jours d'intervalle. »

Depuis, les faits de ce genre sont devenus surabondants. Citons la femme C., venue de Paris à Masles ; elle meurt du choléra dans cette ville : sa mère succombe cinq jours après, et sa fille la suit au tombeau 30 heures plus tard.

Un cultivateur de Bois-Geffroy arrive cholérique de Pontrieux et meurt en 24 heures. Quelques jours après, la maladie fait successivement six victimes nouvelles : la femme, la voisine, le frère, la belle-sœur, la domestique et la sœur de la domestique du cultivateur. — Le choléra s'arrête (1).

Le 28 juin 1854, un nourrisson atteint du choléra arrive de Paris à Montargis. — Deux jours après l'enfant de la nourrice est atteint et succombe. — Le lendemain le nourrisson meurt. — La nourrice est atteinte le 4 juillet et guérit. — La mère de la nourrice, venue d'un village voisin, est frappée 24 heures après et meurt. — Une seconde fille accourue pour lui donner des soins est en proie à un choléra grave deux jours après. — La maladie s'arrête.

Un nourrisson amené de Paris, le 27 juin, à Ounoy meurt du choléra le 3 juillet. — Le 13, l'enfant de la nourrice succombe. — Le 17, la nourrice meurt. — Deux voisines subissent les atteintes du mal, le 18 et le 24. — Le 26, le mari fournit la dernière victime.

L'enfant d'une femme morte du choléra à l'hôpital de Montargis est recueilli par ses parents, à Chevillon. — Deux jours après son arrivée l'enfant est saisi du mal. — Ses parents le suivent à la tombe à quelques jours d'intervalle (2).

(1) Pellarin.
(2) Huette. *Arch. gén. méd.* 5ᵉ série, t. vi, 1855.

En 1849, un enfant de 4 ans est amené à Strasbourg, d'un village distant de 40 kilomètres et où régnait le choléra : il meurt à Strasbourg le 18. — Le 21, une jeune fille, demeurant rue des Dentelles, qui était restée longtemps près du cadavre, succombe. — Le 24, l'oncle de la jeune fille est atteint de cholérine; le 25, il succombe à un choléra confirmé. — Le mal sévit ensuite, le 25, sur un habitant du rez-de-chaussée; le 26, sur deux locataires du premier étage; le 27, sur la fille; le 28, sur la servante, la femme de charge, la femme, et, le 30, sur la fille de la femme de charge du locataire du premier.

La garde malade, demeurant dans un quartier éloigné, est frappée; immédiatement après elle une femme de la maison voisine succombe. — Deux personnes qui habitent cette maison délogent; elles sont prises, dans leur nouveau domicile, à deux jours de distance.

Un homme qui a passé la journée dans cette maison de la rue des Dentelles est atteint dans sa demeure, fort éloignée, et le fils meurt deux jours après.

Ces faits, énoncés dans la thèse inaugurale de M. Spindler, sont confirmés par M. J. Worms qui en a été le témoin oculaire (1).

Après de telles observations tout commentaire est inutile. Il est évident que le germe morbide est réellement importable par des cholériques isolés.

(1) *Le choléra à Strasbourg*. Mai 1849.

Quant à la possibilité du transport du germe par les réunions d'hommes, c'est un fait mieux démontré encore, et sur lequel on n'a élevé aucun doute depuis le choléra de Pologne. M. Brière de Boismont prouve, en effet, « que les Russes traînaient après eux le choléra et qu'ils l'ont donné aux Polonais. Le 31 mars, la division Ribinsky vint camcamper sur un marais. Le 10 avril une partie de la division fut engagée, sous Siedlce, contre le corps de Pahlen II, réellement infecté par le choléra. — Après l'action ces troupes rentrèrent au bivouac et burent avidement de l'eau bourbeuse du marais. — Le 12 l'armée se porta sur Kabuszyn. — Le 13, en passant à Kufflew, on reçut le premier rapport du médecin annonçant six cas de choléra foudroyant. Ces hommes faisaient partie de la première brigade qui avait pris deux étendards et fait beaucoup de prisonniers. Près de Minsk les accidents se multiplièrent, et le 15 il y avait 50 morts. — On a remarqué que la plupart des malades avaient des vêtements pris sur l'ennemi. — La deuxième brigade, qui n'avait pas été engagée sous Siedlce, n'eut le choléra qu'à une époque plus éloignée.

Plus tard, la division Ribinsky, entièrement purgée de ses malades, campa dans les environs de Kufflew, sur un terrain où les Russes avaient été battus. Plusieurs cadavres étaient encore étendus sur la terre ; parmi ceux qu'on avait enterrés, il y en avait beaucoup qui ne l'étaient qu'à demi ; le choléra se manifesta de nouveau dans les rangs Polonais ; il y eut 150 attaques et 11 morts. Il cessa bientôt; mais la division s'étant portée, vers la fin du mois de mars, à Eycocin, eut un engagement sérieux avec les Russes, et le choléra y fit une troisième apparition de très courte durée (1).

Ce fait est suffisamment péremptoire pour que je n'en accumule pas d'autres. L'importation par les caravanes, a été prouvée par le choléra de Syrie, en 1822 (2), par celui de Perse, en 1821, (3), par le choléra du Caire, en 1865 (4).

Enfin, pour ce qui concerne l'importation par les navires chargés de passagers contaminés, M. le docteur Bodinier, médecin français à New-York, transmettait à l'Académie de médecine les détails suivants, le 22 mai 1849. « Le navire le *New-York*, quitta le Havre, le 9 novembre 1848, le choléra ne régnant alors ni dans la ville ni dans les environs. En route le navire ne toucha aucun port. Au départ, il y avait 385 personnes, toutes bien portantes. Pendant les 16 premiers jours, la santé de ces personnes se conserva parfaite.

Le samedi, 25 novembre 1848, un Allemand, passager de l'entre-pont, âgée de 29 ans, fut pris du choléra, et succomba en 3 jours.

Le lendemain, 26, un second cas se montra sur un vieillard, qui mourut le lendemain.

Le 27, une petite fille, fut atteinte, et mourut en 2 heures.

(1) Brière de Boismont, *Relat. du chol. de Pologne*, p 123.
(2) *Contagiosita d' il chol. morb.*, Pirondi, 1856.
(3) Martinong, *Chol. de Perse*, 1825.
(4) Colucci-Bey, *Chol. en Egypte*. 1865.

Le 28, un petit garçon, du même âge, succomba en 4 heures. Le cinquième cas se déclara sur un homme âgé de 40 ans, qui mourut en quelques heures. Enfin, deux autres enfants furent également atteints et moururent en 6 ou 8 heures.

Après ces 7 cas, le navire arriva dans le lazaret de New-York, situé à l'entrée et au sud de la baie dans l'île de Stater, à environ 3 lieues de la ville, qui occupe le nord de cette baie. Le lazaret se compose de 3 bâtiments isolés, et éloignés les uns des autres de quelques centaines de mètres. Celui où furent débarqués les malades, est à 5 ou 600 mètres des deux autres.

Le navire mit à l'ancre, le 1er décembre; depuis ce jour, jusqu'au 3 à midi, heure à laquelle les passagers furent débarqués, il y eut à bord 12 cas nouveaux.

Du 3 au 7, il se déclare à l'hôpital du lazaret 15 cas, dont 4 appartenant à des malades qui étaient déjà à l'hôpital avant l'arrivée du navire et qui avaient été en contact avec les passagers.

Les passagers du navire furent alors isolés. Le 8 et le 9, 2 nouveaux cas. Le 10 et le 11, pas de nouveaux malades.

En ville, le 4 au soir, un convalescent qui avait été à l'hôpital avec les passagers, est pris du choléra. — Un Allemand qui venait de l'intérieur est affecté, le 20, dans une rue voisine, sans avoir eu aucune communication avec les malades de la ville ou de l'hôpital.

Le 12, 4 nouveaux cas. — Le 13, 4 autres dont 2

sur des convalescents de fièvre typhoïde qui n'a-
vaient eu aucun rapport avec les passagers.

Les 14, 15, 16, 17, 18, 19, vingt-sept nouveaux cas
sur des passagers du *New-York*. Les 20, 21. 24, 26,
28 et 30, vingt-trois cas, sur des personnes étrangères à la colonne d'importation.

Le 30, il tombe une quantité de neige, la maladie
disparaît complètement, pour ne se montrer de
nouveau que le 20 janvier 1849. On remarquera :
1° que le navire est sorti d'un port sain et sans malades à bord ; 2° que la maladie s'est développée au
milieu de l'Océan , et sans que le navire ait eu de
communication, avec un port infecté ; 3° que le navire qui est venu à quai, après 12 jours de quaran-
taine , avec ses passagers de cabine et son équi-
page, n'a pas communiqué de maladie ; 4° que, au
contraire, 24 heures après le débarquement des
passagers d'entre-pont, des personnes avec qui ils
ont été en communication ont été atteintes.

Il me reste à dire un dernier mot, sur la propagation du germe morbide par les cadavres. Quelques
faits seulement paraissent la démontrer.

1° La demoiselle qui a fourni le 2ᵉ cas de choléra,
à Strasbourg, en 1849, avait veillé auprès d'un cadavre (1).

2° M. Ancelin , a noté une mortalité très grande
chez les personnes chargées de veiller les morts
pendant l'épidémie de Dieuze (2).

3° M. J. Worms, raconte que le choléra, s'étant

(1) Spindler, *loc. cit.*
(2) *Gaz. hebd.*, 1854.

déclaré dans un village situé à 6 lieues de l'Université de Gôttingue, où aucun cas de choléra n'avait été signalé, et des professeurs en ayant rapporté des pièces anatomiques qu'ils placèrent, le 21 juillet, dans un cabinet attenant à une salle de l'hôpital, le 25, un malade voisin fut atteint et mourut du choléra (1).

4o Le général Miaulis, étant mort du choléra, dans un village en venant de Munich, deux hommes qui avaient veillé le cadavre moururent de la même maladie, à 2 jours de distance (1).

Ces faits, hormis celui de M. J. Worms, sont trop complexes, pour établir la transmission du germe morbide par les cadavres. N'était-ce pas, l'atmosphère de la chambre chargée des effluves des déjections qui a été la véritable cause toxique dans tous ces cas ? Et les autopsies nombreuses, que l'on a pu faire sans danger, ne donnent-elles pas un démenti formel à pareille doctrine ?

En 1865, le choléra à Marseille, n'a fait aucune victime chez les fossoyeurs, ni chez les porteurs de bières, qui, certes, ont été exposés aux miasmes cadavériques. Plusieurs chirurgiens se sont exercés à la médecine opératoire sur les cadavres de choériques et n'ont éprouvé aucun trouble gastro-intestinal.

J'ai choisi parmi 140 faits d'importation que j'ai pu relever dans les divers journaux de médecine, ceux qui étaient les plus concluants. On remar-

(1) J. Worms, *loc. cit.*

quera que dans aucun cas l'importation n'a créé l'épidémie. Il est urgent d'établir ce principe dont les contagionnistes outrés méconnaissent la vérité.

L'importation du germe morbide favorise quelquefois, mais ne détermine pas l'épidémicité.

Après avoir accordé aux faits d'importation, scientifiquement constatés, toute la valeur qu'ils ont, il convient d'étudier scrupuleusement le rôle et la manière d'agir de la transmission du germe morbide par les cholériques.

C'est pour résoudre une question aussi digne de fixer l'attention des médecins et des hygiénistes, que j'ai entrepris une enquête des plus laborieuses sur le mode de propagation du choléra dans les 106 communes du département des Bouches-du-Rhône, en 1865.

Les documents que j'ai recueillis, presque tous signés par les médecins de la localité, et tous revêtus du sceau et de la signature du maire de la commune, présentent un degré évident d'authenticité. L'enseignement qui résulte de l'examen de ces documents est des plus remarquables.

Sur 106 communes, 28 seulement ont été atteintes par le fléau. — La carte ci-jointe indique que 9 fois l'importation s'est faite par des cholériques venant de Marseille, 6 fois par des cholériques venant d'Arles, 2 fois par des cholériques venant du Var, 2 fois par des cholériques venant de Vaucluse.

Sur ce nombre, 4 communes ont reçu des cholériques venant de deux localités infectées.

Dans 15 communes sur 28, le développement du choléra peut donc être rapporté à l'arrivée des malades. L'ensemble des documents démontre que, bien qu'il y ait eu des cholériques en ville depuis le mois de juin, ou, pour tenir un langage plus d'accord avec les faits officiels, depuis le 15 juillet, l'importation ne s'est faite dans les communes qu'à partir du 10 août.

J'établirai plus loin que l'émigration a cependant commencé au mois de juillet.

Etudions, dans chaque localité envahie, le rôle de l'importation.

Bouc, commune de l'arrondissement d'Aix, 1275 habitants, à 42 kilomètres de Marseille, reçoit:

1° Le 2 août, Bremond, Guillaume, âgé de 6 ans, venu de Marseille — dit-on avec la cholérine. — Le 10 août, le choléra est confirmé, — Bremond meurt le 13.

Sa sœur Edwisa Bremond, âgée de 5 ans, est atteinte le 12 et succombe le 16.

Une autre sœur, Adèle Bremond, âgée de 1 an, est prise le 13 de symptômes cholériques et meurt le 17.

Enfin, une parente Adeline Ami, épouse Magnan, venue deux jours après les Bremond, est atteinte le 17 et meurt le 20.

2° Matheron, Marie-Joseph, vient, de Saint-Henri (banlieue de Marseille), où sévissait le choléra, à

Bouc, le 15 octobre; le 16, il est pris d'une attaque de choléra foudroyant.

Malgré ces 5 décès, dus à l'importation deux fois renouvelée, aucun habitant de Bouc n'a subi les atteintes du fléau.

Saint-Chamas, arrondissement d'Aix, 2609 habitants, à 50 kilomètres de *Marseille*, reçoit le 13 août, M. Surian, Jacques, 48 ans, capitaine marin, qui a présenté immédiatement les symptômes d'un choléra grave et qui est mort le 14.

Un cultivateur, Sornègue Michel, 42 ans, qui, assure-t-on, n'avait pas eu de communication avec le précédent malade, a été atteint, le 17 août, d'une attaque de choléra foudroyant qui l'a enlevé en 3 heures.

Les 17, 19 et 20, on enregistre les décès de :

Germain, Claire, veuve Bernard, 72 ans, sans profession, morte après 4 jours de maladie.

Gautier, François, 62 ans, tonnelier, mort après 3 jours de maladie.

Bauzun, Virginie, 55 ans, sans profession, morte au 8ᵉ jour dans la période de réaction.

Ces trois personnes, nées dans le pays, ont contracté le choléra sans avoir communiqué avec les autres cholériques.

Le 21, Marie, André, âgé de 2 ans, est atteint et succombe en 24 heures. Son père, Alexandre André, 35 ans, meurt 4 heures après; sa mère accouche dans la même chambre, est prise du cho-

léra le lendemain et guérit après une convalescence de 15 jours.

Berniou, Jules, 11 ans; Reboul Joseph, 3 ans,
sont les deux dernières victimes du fléau, 12 et
19 septembre, sans que l'on puisse dire qu'ils ont
eu des rapports entre eux ou avec les autres
malades.

Le nombre des cholérines graves a d'ailleurs été
très grand.

Le rôle de l'importation à Saint-Chamas est bien
obscur et l'épidémie paraît s'y être développée en
dehors de ce mode de propagation.

Salon, arrondissement d'Aix, à 48 kilomètres de
Marseille, 6387 habitants.

Le 23 août, Besson, Lévi, 75 ans, sans profession, arrive de Marseille, le 25 il est foudroyé par
le choléra.

Quatre paysans et un négociant qui n'ont eu aucun rapport entre eux succombent en septembre.

M. Joseph Castillon, maire de Salon, avait pris
les mesures suivantes: les médecins devaient signaler à la police l'apparition du mal, le malade
était alors surveillé et après la mort, le corps était
immédiatement placé dans une caisse garnie de
chlorure de chaux et de sulfate de fer. Une heure
plus tard, le corps était transporté au cimetière,
dans une chapelle où il séjournait jusqu'au lendemain. On l'enterrait alors profondément.

Dans un seul cas, ces précautions n'ont pas été
rigoureusement observées; c'est pour Aimé Clavel,

paysan, âgé de 36 ans, atteint du choléra le 15 et mort le 17 septembre. Le cadavre a séjourné huit heures à la campagne; Marie Clavel, sa femme, âgée de 28 ans, a succombé deux jours plus tard. — C'est, dans la localité, le seul exemple de deux cas dans la même famille, pour 12 observations, constituant l'ensemble des malades de 1865.

Il n'a pas été possible de suivre la filiation contagieuse chez ces divers malades.

Martigues, arrondissement d'Aix, à 35 kilomètres de Marseille, 8,367 habitants.

Le choléra est importé le 14 août, par M. Philippon, âgé de 38 ans, capitaine marin, venant de Marseille. M. P. entre en convalescence le 18 août.

Mme Philipon, née Suquet, âgée de 34 ans, s'allite le 18 pour une cholérine grave dont elle guérit.

Le même jour, Suquet, Charles, charpentier, âgé de 20 ans, meurt du choléra.

Pons, Eugène, âgé de 7 ans, et Baffico, Thérésine, âgée de 18 mois, sont frappés en même temps, et succombent.

La maladie se répand sans qu'on puisse assigner un rôle à la contagion, atteint 60 personnes sur lesquelles 39 succombent, et 21 guérissent du 14 août au 24 octobre.

Lambesc, arrondissement d'Aix, à 48 kilomètres de Marseille, 3,330 habitants.

Velay, Alexandre, âgé de 32 ans, cordonnier,

arrivé de Marseille le 19 septembre, est pris du choléra le 23, et meurt le 27.

Rougé, âgé de 23 ans, employé du chemin de fer, arrivé d'Arles le 17 septembre, s'allite le 19, et succombe le 20 septembre.

Malgré ces deux importations, aucun habitant de Lambesc n'a subi les atteintes du fléau.

Aix, chef-lieu d'arrondissement, à 23 kilomètres de Marseille, 27,659 habitants.

Sarol, Clémentine, épouse Meffre, 38 ans, avait la cholérine lorsqu'elle est partie de Marseille pour Aix, le 12 septembre. Le 14, elle présente les symptômes d'un choléra confirmé, on la transporte à l'hospice où on la place dans la salle commune. Elle y meurt le 15 septembre.

L'infirmière Courdouans, Rose, épouse Souquet, 70 ans, qui couchait près de la défunte, et qui avait lavé son linge, est atteinte le 15, et succombe le 16.

Barra, Esprit, 37 ans, journalier, venant de Marseille, est atteint en route, et meurt le 17 à l'hôpital.

10 malades : Laborde, Jean, 25 ans, terrassier ;
        Savourdin, Joseph, 8 ans:
        Bégain, André, 3 ans ;
        Bourette, veuve Fumat, 78 ans;
        Meissonnier, cultivateur, 81 ans;
        Schmall, Louis, soldat de la 9e légion
          étrangère, 23 ans ;

Aubert, Antoine, cordonnier, 71 ans;

Boussom, Jean, cultivateur, 22 ans

Fortuné, Réné, soldat au 7e;

Ducos, Jean, caporal au 7e,

sont pris du choléra dans les salles communes de l'hospice, et succombent tous du 21 au 30 septembre.

Jean, Louis, concierge au Palais-de-Justice, 48 ans, qui a logé chez lui des émigrés de Marseille ayant la cholérine, fournit le premier cas mortel de choléra en ville le 2 octobre.

Morin, Joseph, menuisier, 51 ans, meurt du choléra le même jour, 2 octobre, sans que l'on puisse attribuer la cause de sa mort à l'importation.

Enfin, Chabannes, Florimond, fusilier au 7e, 21 ans, est atteint dans les salles de l'hospice, le 1er octobre, le 2, il a cessé de vivre.

Chabannes est la dernière victime du foyer créé par Barra.

Cornu, Jean, mineur, 44 ans, arrive d'Arles, le 24 septembre ; le 29, il est transporté à l'hospice présentant les symptômes du choléra algide, il meurt dans la période typhoïde, le 2 octobre.

Guiraud, épouse Etienne, fait venir ses enfants de Toulon, les garde chez elle du 2 au 7 octobre. A cette date, elle succombe à un choléra foudroyant.

Gastinel, H., 38 ans, qui a donné asile pendant deux jours à un émigré marseillais, meurt le 7 octobre.

Roman, Casimir, 68 ans, portier à l'Asile des

Incurables, s'allite le 9, et succombe le 10 octobre.

Après onze jours de silence, le mal reparaît pour faire une première victime à l'Asile des Aliénés, qu'il n'avait pas encore visité. Reynaud, Jules, maréchal-ferrant, y est enlevé en 24 heures.

Le lendemain, 23 octobre, meurt Rambaud, Hippolyte, marchand d'allumettes, âgé de 41 ans, sans qu'on puisse saisir l'étiologie de sa maladie.

Ce même jour, Mariaud, Joséphine, couturière, 52 ans, succombe à l'Asile des Aliénés.

La maladie disparaît encore jusqu'au 26 octobre, où elle sévit sur Menteillo, Joseph, mineur, 36 ans, venant d'Arles.

Bonnaud, 55 ans, domestique, est atteinte le 28; Michel, Antoine, serrurier, 45 ans, le 30 octobre; son frère Michel, Mathieu, 56 ans, le 2 novembre; Battini, ex-militaire, 23 ans, Baudin, 61 ans, sans profession, et Pélissier, Michel, 48 ans, journalier, meurent le 3 novembre.

Depuis, plus de trace d'affection cholérique.

Certes, il est difficile d'obtenir sur la filiation des cas, des renseignements plus circonstanciés et plus explicites que ceux que je viens de transcrire, et que je dois à l'obligeance de M. le maire P. Roux.

Je constate que des habitants de quatre villes ont importé le germe cholérique à Aix, et qu'il ne s'y est pas développé épidémiquement.

Pélissanne, arrondissement d'Aix, à 47 kilomètres de Marseille, 1946 habitants, reçoit, le 6 septembre,

Estienne, Dorothée, couturière, âgée de 29 ans, convalescente d'un choléra contracté à Marseille le 1ᵉʳ septembre; le 8 septembre, elle succombe à des accidents typhiques.

Bizot, Etienne, 49 ans, fabricant de chaises, venu de Marseille, en juin, pour rétablir sa santé délabrée par une affection du foie, est atteint du choléra le 28 septembre, le 16 octobre, il était guéri.

Le même jour, Maumone, Jacques, cultivateur, qui n'avait pas quitté Pélissanne, mais qui y avait commis des excès le 15, est pris du choléra, et meurt en 24 heures.

La maladie n'a pas fait d'autres victimes dans la localité.

Maussane, arrondissement d'Arles, à 88 kilomètres de Marseille, et à 18 kilomètres d'Arles, 1,741 habitants, reçoit le 11 septembre, deux musiciens ambulants venus de Marseille. Le 15 septembre, l'un d'eux, Asplanato, Antonio, 40 ans, est pris du choléra; il en meurt le 21; son fils Asplanato, J., 10 ans, s'allite le 17, et entre en convalescence le 1ᵉʳ octobre.

Un homme venu d'Arles, le 18 septembre, est atteint de cholérine grave.

Moucadet, cultivateur, 38 ans, qui avait eu des rapports avec Asplanato, est pris du mal le 28 septembre, et meurt le 29.

Chez Trenquier, 2 ans, la maladie débute le 29, le 2 octobre, il était mort.

Gilles, Catherine, 65 ans ; Chapot, 56 ans, cultivateur , et Saurin, Mélanie, 63 ans, s'allitent les 4, 7, 10 octobre, et succombent sans qu'on puisse établir de filiation entre ces divers cas.

Ventabren, arrondissement d'Aix, à 28 kilomètres de Marseille, 1,301 habitants, reçoit, le 16 septembre, Philippe, Joseph, chiffonnier, âgé de 65 ans, venu de Marseille, et qui succombe, le soir , au choléra.

Le 24 septembre , Richard, Charles, 47 ans, cultivateur, qui n'a eu aucun rapport avec Philippe , et qui n'est pas sorti de la commune, fournit une nouvelle victime.

Tarascon, arrondissement d'Arles, à 8 kilomètres d'Arles et à 85 kilomètres de Marseille , reçoit le 12 septembre , Vaïsse, Marie, 79 ans, journalière , venue d'Arles. Le 17, Vaïsse est prise d'accidents cholériques; elle succombe le 22.

Le 18 septembre, Cant, Rosine, 41 ans, vient d'Arles le 20; elle a le choléra et meurt le 22.

Le 19 septembre , Effrein, Marie, 48 ans , journalière, arrive d'Arles, elle s'allite le 22 et meurt le 23.

Effrein, agriculteur, 54 ans , son frère chez lequel elle était venue loger éprouve une cholérine grave le 25 septembre, et guérit.

Courjon, Rose, 64 ans, domestique qui a soigné son maître du choléra à Arles, se réfugie à Tarascon le 2 octobre, elle est atteinte le 3 et meurt le 4.

Deux journalières, Aigue, Marie, 52 ans; Thuile, Rose, 52 ans, succombent, le 13 octobre, après 24 heures de maladie, sans avoir eu des relations avec les cholériqnes.

Le mal semblait avoir disparu; tout-à coup, les 23, 24, et 26, il frappe trois nouvelles victimes.

Le 26 novembre, Arnaud, Henri, camionneur, arrivé de Marseille, est atteint de cholérine grave.

Le 2 décembre, Allègre, 54 ans, tapissier, est pris d'un choléra algide qui l'emporte en 24 heures.

Le 3 décembre, Brant, Marie, qui l'a soigné est atteinte, elle meurt le 5.

Le 9 décembre, Chauvet, 81 ans, agriculteur, subit le même sort, sa femme, âgée de 74 ans, et qui l'a soigné avec zèle, est prise du choléra le 13 décembre.

A la même date, le choléra enlève Imbert, Marie, après trois jours de maladie, sans qu'on puisse attribuer un rôle à la transmission.

Le 10 janvier, l'épidémie cessait; elle avait frappé quinze personnes. On avait contaté l'existence de la diarrhée prémonitoire dans tous les cas, hormis trois qui avaient été foudroyants. Évidemment le choléra ne s'est manifesté qu'après l'émigration de plusieurs cholériques venus d'Arles.

Rognonas, arrondissement d'Arles, à 36 kilomètres d'Arles, 1,230 habitants, reçoit, le 16 septembre, Martin, Marie, venue d'Arles chez sa mère Gontier, Elisabeth. Le même jour, Martin est prise de diarrhée; le surlendemain, le choléra se confirme; elle meurt le 25 septembre dans la période typhoïde.

Sa mère, Gontier, 74 ans, qui avait épuisé ses forces à la veiller et à la soigner, est prise le 25 d'un choléra foudroyant qui l'enlève en quelques heures.

Pas d'autres victimes dans la commune.

Saint-Remy, arrondissement d'Arles, à 32 kilomètres d'Arles, 6349 habitants.

La famille Coriol, demeurant à Arles depuis quelques années se réfugie à Saint-Rémy, le 28 septembre, à cause du choléra. Elle s'y loge chez le sieur Coste P., son parent.

Coriol, P., 60 ans, ancien cordonnier, est atteint de diarrhée prodromique le 29 septembre et meurt cholérique le 31.

Son beau-père Coste, P., 70 ans, cultivateur, qui l'a soigné, s'alite le 3 octobre et succombe le 5.

Ivaren, Louise, femme Coste, malade depuis quelques années, est prise de diarrhée le 5 octobre, se fait transporter à l'hospice et y meurt le 7.

Pas d'autres victimes.

Charleval, arrondissement d'Aix, 1100 habitants, reçoit Baragio. M., 82 ans, sans profession, venue du département de Vaucluse, le 17 septembre; le 18, Baragio succombe au choléra. Ville, Elisabeth, qui l'a soignée, est prise le 23 septembre et meurt le 25.

Pas d'autres victimes.

La Penne, arrondissement de Marseille, à 12 kil. de cette ville, 832 habitants, reçoit Michel, Rosalie, âgée de 27 ans, domestique, qui, partie de Marseille le 24 août, courut à la vigne dès son arrivée à La Penne, mangea du raisin à satiété, puis alla s'abreuver au puits. Le 24 au soir, elle est prise d'indigestion de cholérine; le 25, le choléra se déclare, elle meurt le 26.

Le 25 août, Castelin, Marie, 8 ans, très chétive, qui n'avait pas eu de rapports avec la précédente, fut atteinte d'un choléra qui se termina par la mort en 24 heures.

Le 26, Castelin, Louisa, sœur de Castelin, Marie, âgée de 12 ans, fut prise d'une cholérine grave dont elle guérit.

Veuve Constant, Marie, 80 ans, éprouva les atteintes du choléra, le même jour, et mourut le 29, clôturant la liste des victimes du fléau à La Penne.

Gémenos, arrondissement de Marseille, à 22 kilomètres de cette ville, 1,732 habitants, reçoit un chanteur ambulant, venant d'un lieu inconnu, le 25 août. Un choléra foudroyant enlève le voyageur le 26.

La maladie ne frappa aucun habitant, jusqu'au 8 octobre, jour où Jayne, Alfred, 8 ans, succombe, sans avoir eu de rapports avec des personnes contaminées.

Trets, arrondissement d'Aix, à 31 kilomètres de Marseille, 2,910 habitants, reçoit Bec, Barthélemy,

48 ans, maçon, venu de Saint-Zacharie, (Var) Bec
succombe à un choléra foudroyant le 14 août.

Plus de victimes jusqu'au 2 octobre. A cette époque, Mallet, Marie, 32 ans, sans profession, domi-
ciliée à Trets et n'ayant eu aucun rapport avec les
cholériques, succombe.

Anglessy, Jacques, fossoyeur, 49 ans, qui a
emporté les hardes de la défunte chez lui, meurt
du choléra le 4 octobre.

Dans toutes ces communes, où j'ai pu constater
l'importation du choléra et en suivre les effets, il
reste démontré que la maladie ne s'est pas développée *épidémiquement*; qu'il s'est formé le plus
souvent un foyer autour du malade importateur;
que, par rayonnement, l'influence morbide a
sévi après quelques heures, quelques jours, peut-
être même quelques mois (?) sur des personnes pré-
disposées,

Jusqu'à présent aucun fait scientifique ne
prouve que l'importation seule puisse faire naître
une épidémie cholérique. En dehors des assertions
de M. Pirondi père (1), reproduites avec intelligence par MM. S. Pirondi et Fabre (2), rien n'é-
tablit que le germe morbide introduit dans une
ville par des pélerins, des voyageurs, des déjections y fasse naître une maladie populaire.

L'importation, c'est la conséquence de la pro-

(1) *Sulla contagiosità d'il Chol. morb.*
(2) *De l'Importation etc.*

priété contagieuse ou infectueuse ; or, la contagion
ou l'infection et l'épidémicité ne sont pas une seule
et même chose.

J'adopte pleinement la définition de la contagion
fournie par M. Anglade :

« La contagion est la transmission d'une affection morbide de l'individu malade à un ou plusieurs individus, par l'intermédiaire d'un principe
matériel, qui étant le produit d'une élaboration
morbide spécifique, provoque chez ceux qu'il at-
atteint, d'une manière immédiate ou médiate,
pourvu qu'ils soient convenablement prédisposés,
une maladie semblable à celle dont il provient (1). »

Si une maladie est virulente, elle est fatalement
contagieuse : la syphilis, la rage, la petite vérole
nous offrent des exemples de cette classe nosologi-
que.

Si une maladie naît de la concentration des miasmes exhalés de sujets sains ou malades, ou si elle
provient de modifications moléculaires aériennes,
et s'il en résulte des altérations humorales, cette
affection est susceptible de devenir contagieuse.
Lordat a démontré : « qu'il faut qu'il y ait des altérations corporelles dans la crase des tissus ou des
humeurs pour qu'une maladie soit contagieuse (2). »

Dans le premier cas elle est contagieuse et inoculable ; dans le second, elle est infectieuse mais non
inoculable.

---

(1) *Tr. de la Contagion*, I, p. 12.
(2) Lordat *Eb. d'un plan de Physiologie*.

Constamment, une maladie inoculable ou infectieuse devient plus transmissible lorsque des caractères de putridité, conséquence de l'altération
profonde des humeurs, la compliquent.

C'est ce qui explique pourquoi l'on ne doit pas
présenter la question de la contagion sous le point
de vue absolu, puisque, suivant la parole de Castel,
elle ne peut être jugée qu'au point de vue relatif(1).

Il est impossible de dire que telle maladie qui
n'est point habituellement contagieuse ne le de-
deviendra pas. Sarcone dit : « *Non v'e malattia che
trasportar non possa una machina incontro alla piu
funesta putrefazione. Tosto che tal divenga diverra
contagiosa* (2). » Sarcone ne commente d'ailleurs
que cet aphorime de Varandal : « *Est omnis contagio
cum putredine et quemadmodum omni contagio jun-
gitur aliqua putredo, ita omni putredini aliquod
contagium* (3). »

Appliquant ces principes d'une école médicale
justement célèbre, au choléra, nous voyons que
cette maladie, non virulente, dans laquelle les
humeurs sont si profondément altérées, peut devenir infectieuse à un degré correspondant au degré des caractères de putridité qu'elle présente.
Les exemples nombreux que j'ai cités, la relation de
l'envahissement des quinze communes du département des Bouches-du-Rhône, prouvent, jusqu'à la

(1) *Journal général de Sedillot*, T. 52.
(2) *Ist. ragionata de mali osservati in Napoli*, p. 25.
(3) *Op. omnia*, Cap. XIV.

certitude, que le choléra est infectieux; mais, aujourd'hui encore, après l'épreuve que nous avons subie, la parole de M. Anglada est vraie: « A moins de nier l'évidence, il faut reconnaître que le choléra morbus de ce siècle obéit à sa propre cause et se propage par voie épidémique. Il réunit, à ne pas s'y tromper, tous les caractères que l'histoire médicale des sociétés humaines assigne aux *grandes épidémies* ou *épidémies proprement dites.* Parcourez les chroniques de la science et vous verrez apparaître, à de rares intervalles de telles maladies, nouvelles, inconnues à la médecine comtemporaine, sans précédents dans les nosologies, qui s'étendent comme un vaste incendie sur les réunions d'hommes et se propagent à travers le monde par leur propre ressort, et comme en vertu d'une attribution spéciale qui leur a été départie. Ne cherchez point dans la succession de leurs ravages les traces d'une filiation directe et continue qui relierait les divers cas les uns aux autres, comme les anneaux d'une chaîne. *Si la contagion les accompagne parfois ostensiblement, elle n'a qu'un rôle secondaire dans les progrès de leur extension* (1). »

On n'oubliera pas que si le choléra s'est répandu par importation dans 15 communes, dans 13 autres il s'est développé sans importation appréciable, et, chose remarquable, il y a sévi davantage, ainsi que l'indique le tableau suivant :

---

(1) *Tr. de la Contagion*, T. ii, p. 43.

COMMUNES.	HABITANTS.	DÉCÈS cholériques.	DURÉE DE L'ÉPIDÉMIE.
Arles........	25,543	302	9 septembre, 26 octobre.
Cuges	1,530	2	
Gardanne...	2,739	2	
Cassis.....	2,187	84	9 août, 29 septembre.
Aubagne ...	7,232	9	10 août, 14 octobre.
Cabriès.....	1,059	6	12 août, 1er septembre.
Gréasque ...	557	2	16 août, 11 septembre.
Rove........	875	3	22 août, 27 août.
Lançon.....	1,996	3	18 septembre, 28 octobre.
Istres..... .	3,776	22	28 septembre, 1er novembre.

L'épidémicité cholérique est le résultat d'une constitution morbide populaire, l'importation y joue le role de cause déterminante.

Pour le médecin, chaque peuple est un individu ayant une constitution propre, un tempérament , des prédispositions, une réceptivité morbide, une immunité affective, etc.

Ainsi, l'Anglais est lymphatique, le Français nerveux, l'Espagnol bilieux, le nègre prédisposé à la tuberculose, l'Arabe nomade plus sujet à la diarrhée que tout autre, le juif inapte à contracter certaines affections.

Si chaque peuple a sa vie propre, il est encore

un ensemble de peuples qui sont soumis à une
même influence générale, à la civilisation ; et
dans la vie des peuples, chaque siècle, chaque révolution amène des causes morbides nouvelles, et
en fait disparaître d'autres.

Ces considérations étaient nécessaires pour
rappeler ;

1° Qu'il existe des constitutions morbides popu-
pulaires auxquelles sont soumises les masses ;

2° Que ces constitutions morbides varient avec
le temps.

L'épidémicité cholérique est le résultat de l'une
de ces constitutions morbides populaires.

La cause la plus évidente est sans nul doute le
changement de régime de vie, de mœurs, d'usages,
produit par les évènements de la fin du XVIIIᵉ siècle
et du premier quart du XIXᵉ. Quelle influence pouvait exercer sur la constitution populaire une guerre
générale de l'Equateur au pôle Nord, l'exaltation
des idées ambitieuses, la vie des camps, le départ
des hommes les plus valides, les plus robustes ?
Les saines lois de physiologie enseignent que l'état
de perplexité des esprits provoqué par la fortune
des armes, et le désir de parvenir, ces mariages
contractés entre les hommes les plus faibles de la
nation et des femmes vigoureuses, devaient amener
une altération profonde du système nerveux, et
remplacer le tempérament sanguin par un tempérament nervoso-sanguin éminemment propre aux
maladies fluxionnaires ; aussi, depuis 1835, combien
la proportion des névroses, s'est accrue, combie

6

peu sont nombreuses ces inflammations franches
contre lesquelles Broussais, Rasori, pouvaient im-
punément, et même avec succès, opposer huit,
dix saignées ! combien les affections catarrhales
sont fréquentes ! Or, le choléra, considéré quant à sa
nature, est la maladie la plus applicable à une telle
constitution morbide. M. Double le disait dès 1831 :
« Le choléra est comme la résultante d'un altération profonde du système nerveux, et d'un mode
particulier de l'état catarrhal. L'un et l'autre de ces
éléments morbides sont susceptibles de dominer,
au point de réclamer plus particulièrement l'attention des médecins, suivant les complexions individuelles. La prédominance de l'élément catarrhal
sur l'élément nerveux, change principalement
avec les périodes de la maladie : dans la première
période, c'est souvent l'affection gastro-intestinale
qui l'emporte ; dans la seconde, les symptômes
de l'affection nerveuse se montrent surtout en
saillie (1). »

La constitution morbide populaire est donc favorable au développement épidémique du choléra.
Elle est une cause prédisposante certaine ; cette
constitution morbide est plus développée dans les
grands centres, dans les villes de premier et de
deuxième ordre ; c'est aussi dans ces villes que le
choléra fait le plus de ravages.

Mais une cause prédisposante ne peut pas plus

_____

(1) Voir proposition de M. Double, Académie des Sciences, 2
août 1856.

suffire à la génération d'une maladie populaire qu'à celle d'une maladie individuelle. Il faut, en outre, dans la génèse épidémique, comme dans la génèse morbide idiosyncrasique, des causes occasionnelles et des causes déterminantes.

Les causes occasionnelles de l'épidémicité cholérique, ce sont les constitutions médicales de la localité; les causes déterminantes, ce sont les importations diverses par les hommes et par les matières contaminées. Dans tout pays où ces trois ordres de causalités se trouvent réunies, le choléra se développe épidémiquement, si l'un des trois ordres de causalités manque, le choléra n'apparaît pas ou se montre endémique.

L'examen des meilleures relations des épidémies de choléra qui ont sévi depuis 1817, confirme ces grands principes de pathologie générale. Pour prendre les exemples près de nous, l'étude faite par la Société de médecine de Toulouse sur le choléra de 1854, établit clairement que la maladie a sévi sous forme épidémique seulement dans les villes et dans les villages où précédemment régnait la suette; ainsi, à Saint-Amand, deux femmes venues d'Arles; à Fanjeaux, une fille venue de Carcassonne; à Puginier, un homme ayant assisté aux obsèques d'un cholérique, ont déterminé des épidémies graves de choléra qu'avaient préparées des épidémies de suette.

Les mêmes observations ont été faites par M. Mondoni, pour Villefranche, Bélesta, Mourvilles-Hautes, Vaux, Folcardes, Rieumajou. Et MM.

Houlès, Millon, Martin-Duclos, sont arrivés aux mêmes conclusions pour les choléras de Sorèze, Revel et Saint-Julia; préexistence d'une constitution médicale anormale qui a favorisé le dévelop - pement épidémique après l'importation du germe morbide.

Enfin, l'*Histoire médicale du Choléra de Gy*, en 1854, par M. Niobey, démontre que la maladie importée par un émigrant, atteignit 1,112 habitants sur 1,700, parce que les variations atmosphériques, les foyers d'insalubrité et d'infection, la mauvaise nourriture, les privations, la misère, le régime de la fièvre typhoïde avaient favorisé le développement du germe morbide.

A Marseille, toutes les épidémies ont été préparées par le règne de constitutions catarrhales et éruptives fort accusées pendant plusieurs années. La grippe et la variole de 1833, ont précédé le choléra de 1834-35. — La grippe et la rougeole de 1848, ont été le prélude du choléra de 1849. — Au règne des affections catarrhales et éruptives de 1852-54, a succédé le choléra de 1854-55. — Enfin, après les constitutions grippales et éruptives de 1856-65, est survenue la dernière invasion.

Quelquefois même le choléra épidémique emprunte à la constitution médicale du pays où il naît, des caractères qu'il conserve durant ses migrations; il se complique d'éléments morbides qui lui donnent une forme particulière.

C'est ainsi que le choléra, issu des pélerins de La Mecque, est toujours plus infectieux parce qu'il a une forme typhique'; étudions les causes de l'épidémie chez les Hadjis, et nous en trouverons la raison.

Le Hedjad est fréquenté par six caravanes.

1° La caravane syrienne qui part de Constantinople, traverse l'Anatolie, la Syrie jusqu'à Damas, met trente jours pour parcourir le désert jusqu'à Médine, et trouve sur sa route des stations d'eaux potables toutes les 11 ou 12 heures.

2° La caravane des Moyrabins qui part du Maroc, gagne Tunis, Tripoli, les côtes de Cyrénaïque jusqu'à Derné, les côtes d'Egypte et se joint à Alexandrie ou au Caire avec;

2° A. — La caravane égyptienne qui part du Caire et longe le rivage du golfe Arabique; cette route est dangereuse à cause des Bédouins; les eaux y sont rares et saumâtres.

3° La caravane algérienne qui réunit les Musulmans des possessions françaises, les amène à Alexandrie, d'où un chemin de fer les conduit en 24 heures à Suez; des compagnies de navigation égyptienne les transportent à Djeddah en 2 jours.

4° La caravane de Perse qui part de Bagdad et se rend à Médine en traversant le Nedjid.

5° Une deuxième caravane Persane s'embarque à Bassora pour Moka ou Djeddah.

6° Enfin une flotte régulière de l'Inde amène les Musulmans, Indous, Malais, Cachemiriens, Persans, sur des bâtiments anglais, qui, d'un tonnage inférieur à mille tonneaux, reçoivent 1000 à 1200 passagers.

Le Dr Daguillon, qui a publié, dans les *Annales des voyageurs*, un excellente étude sur le Hedjad, dit : « Ce pélerinage est pour le gouvernement de l'Inde un moyen facile de réduire la population musulmane qui lui est si hostile; il trouve dans l'intérêt et la cupidité des armateurs, dans l'imprévoyance des pélerins, une sorte de complicité. Il n'assure pas les moyens de retour, et chaque année voit s'accroître le nombre des Indiens obligés de se fixer et de se créer des ressources à Djeddah, à La Mecque ou à Médine. »

Les cinq premières caravanes ont à faire une route plus ou moins fatigante; mais généralement chaque pélerin est pourvu de vivres, et vêtu confortablement, eu égard aux pauvres Hadjis de la sixième caravane qui sont agglomérés pendant une semaine dans des navires inhospitaliers, où ils sont soumis à toutes les influences atmosphériques, où ils sont parqués moins bien que des moutons, où ils subissent les premiers effets de privations auxquelles leur proverbiale tempérance même ne les a pas habitués. Or, accumulation, fatigues, disette, n'est-ce pas l'étiologie la plus claire du typhus ? Chez ces Hadjis, qui emportent avec eux le germe cholérique pris aux bords du Gange, dans de pareilles conditions, le choléra ne peut que devenir épidémique, éminemment putride, c'est-à-dire supérieurement infectieux. C'est ce qui a lieu, et il n'est pas de voyage de la flotte régulière de l'Inde, où chaque navire ne marque sa route par des cadavres jetés à la mer.

Peut-être croira-t-on qu'arrivés à Djeddah, port habituel de leur débarquement, ces Hadjis vont se trouver dans de meilleures conditions de salubrité, capables de faire disparaître toute trace d'épidémicité ? ll n'en est rien et voici les paroles du Dr Daguillon à ce sujet : « Djeddah est actuellement le port par où arrivent et repartent trop lentement les deux tiers au moins des pélerins. Sa population réelle de 20 à 25,000 âmes est portée, pendant les mois de juillet, août, à 60 ou 70,000 âmes, et cet excédant ne s'y entasse qu'en transformant en campement les places, les rues et les cafés. La température, très élevée pendant ces mois, atteint fréquemment 40° et après le simoun 55° — L'humidité y est constante et les périodes les moins chaudes sont encore les plus malsaines, parce que les vents d'ouest avec lesquels elles coïncident, rabattent sur la ville les effluves des ports et de la rade où la vase, à peine couverte par le flux, reste pendant de longues heures soumise à une chaleur pernicieuse. Le sol même de la ville, dont une partie a été abandonnée depuis peu de temps par la mer, est encore imprégné de substances salines et de détritus d'animaux marins. L'eau y est saumâtre, les puits détestables, et les citernes insuffisantes.» Rappel (1), Burckard (2), Wellsted (3), qui ont visité Djeddah, signalent tous l'urgence :

1° D'ébouer le port et l'avant-port;

(1) *Voy. en Nubie* p. 233-38.
(2) *Voy en Arabie* p. 15.
(3) *Travels in Arabia* p. 251-53.

2º De faire camper les Hadjis dans le caravansérail de Mehemet-Ali, près la porte de Médine, pour éviter le développement de maladies infectieuses.

Médine, que visitent le tiers des pélerins, est situé dans la partie la plus basse de la plaine, sur un terrain glaiseux que des flaques d'eau stagnante recouvrent pendant la saison des pluies.

« La Mecke, dit encore le docteur Daguillon, manque de ces réglements de police qui existent dans les villes d'Orient. Les immondices et les balayures des maisons sont jetées dans la rue et s'y convertissent en boue ou en poussière. Les Meckaouïs, ont l'habitude de vider leurs latrines à la fin du pélerinage. Trop paresseux pour emporter les immondices hors la ville, ils se bornent à creuser un trou dans la rue, devant leur porte, les y déposent et ne les couvrent que d'une simple couche de terre. Le climat y est étouffant et insalubre, les vents dominants soufflent de l'E.-N.-E. et du S. »

La plaine de Mozalifat, où se rendent les pélerins, le 8 zilhadjé, est une immense campement sablonneux, à 6 heures de La Mecque. A 2 heures, sur la route, se trouve le Mont-Arrafat, où ont lieu les sacrifices, et où restent exposés pendant 24 heures, aux intempéries des saisons, tous les Hadjis. Enfin le Hedjad, est aussi une grande foire, et de nombreux pélerins, séjournent à Mina, plutôt pour le bazar que pour le jet des pierres. La fatigue excessive, qui résulte de ces marches nombreuses, de ces exercices de piété, de ces longues adorations ; les violences que les tribus établies commettent ; la rareté de l'eau potable, l'absence d'abris, les privations de tous genres, s'ajoutent à l'insalubrité du climat pour occasionner chez les Hadjis, des maladies graves. Les fièvres intermittentes, putrides, malignes, les typhus, les dyssenteries opiniâtres, les ulcérations gangréneuses aux jambes, telles sont les principales affections que l'on y signalait autrefois. Mais depuis 1820, les Anglais, ayant entrepris le transport des pélerins Indous, Cachemiriens, Bengaliens, une maladie nouvelle, est venue s'implanter chez les fervents adeptes de Mahomet. En 1820, 2 navires, apportèrent les premiers Hadjis de Calcutta; en 1829, 14 navires firent ce trajet; en 1831, 21 navires, amenèrent des contrées contaminées, plus d'Indiens que de coutume. Dès l'arrivée de ces Indiens, avant les fêtes, quelques cas de choléra se déclarèrent, et les Arabes, dit Welsted, regardèrent la maladie, comme importée par ceux qui venaient des bords du Gange. « Mais lorsque l'immense multitude des Hadjis eut été rassemblée, c'est alors que la maladie atteignit une violence extrême, violence telle à la fin qu'on a calculé, qu'une moitié des pélerins en fut victime. Les gouverneurs de La Mecke et de Djedhah, le pacha qui avait accompagné la caravane de Syrie, et beaucoup d'autres pélerins de distinction, furent emportés. Si nombreuses furent les victimes, que les survivants cessèrent d'enfouir séparément les morts, mais les déposèrent par centaines dans de larges fosses (1). »

(1) Wellsted, *Travels in arabia*, T. ii, p. 253.

À présent ce n'est plus 21, c'est 40 à 50 navires, de la compagnie qui transportent, dans les conditions que j'ai signalées précédemment les pélerins des bords du Gange.

Or, je ferai observer que le Hedjad, est entrepris le 1er zilhadjé, 12e mois de l'année, en commémoration du pélerinage établi par Abraham et Ismaël, suivant la tradition musulmane. Et si, vu la différence entre l'année de l'hégyre et l'année grégorienne, le 1er zilhadjé ne correspond pas toujours avec la même date de notre année, nous devons craindre surtout de voir éclater le choléra à La Mecque, lorsqu'il y aura coïncidence entre l'époque du pélerinage et l'époque à laquelle l'épidémie cholérique se déclare sur les bords du Gange. C'est ce qui a eu lieu jusqu'à ce jour. Le choléra a été surtout épidémique chez les Hadjis.

Du 1er au 30 zilhadjé 1246, correspondant au 13 mai, 11 juin 1831.

Du 1er au 29 zilhadjé 1247, correspondant au 2 mai, 30 mai 1832.

Et du 1er au 30 zilhadjé 1281, correspondant au 27 avril, 26 mai 1865.

Du 1er au 29 zilhadjé 1282, correspondant au 17 avril, 15 mai 1866 (1).

Et si les conditions actuelles d'insalubrité, de pathogénie ne changent pas, on peut prédire des épidémies de choléra tous les 34 ou 35 ans à La Mecque.

(1) J'ai établi ces dates d'après l'*Almanach comparé* de M. Ventre, employé de la Bibliothèque de Marseille.

Quittons un instant l'Arabie pour nous transporter dans la Russie méridionale, nous trouverons encore là une ville, Orenbourg, dont chaque année la population est triplée pendant quelques semaines, à cause d'une foire importante qui attire un grand concours d'étrangers. La plus grande partie du commerce d'Orenbourg se fait par des caravanes qui arrivent de l'Inde au printemps. En 1827, les Persans, qui vinrent à cette foire, emportèrent de chez eux le germe cholérique, qui ne tarda pas à se développer. Les conditions mauvaises du campement, les fatigues, l'agglomération, indiquent suffisamment pourquoi l'épidémie sévit avec intensité dans ces villes. La remarque que nous faisons à propos d'Orenbourg, s'applique à Astrakan, à Nidji-Nogorod, à Poltava, à Karkhof, par où le choléra a plusieurs fois envahi la Russie et la Perse (1).

L'Epidémicité cholérique est liée aux constitutions médicales des localités où elle sévit.

La constitution médicale du pays ne borne pas son rôle à favoriser le développement de l'épidémicité cholérique, elle imprime encore un cachet particulier à l'épidémie. C'est pour cela qu'il importe de décomposer la maladie en ses éléments primitifs, et si M. Seux (2) avait été habitué à l'a-

(1) A Astrakan surtout, qui reçoit en juillet-août des caravanes indiennes, le choléra règne presque toute l'année.

(2) *Le Chol. dans les Hôp. de Marseille.*

nalyse clinique, il n'aurait pas été si étonné de ce
que j'ai signalé, dans le dernier choléra de Marseille, un mélange de caractères propres à la suette,
à la fièvre intermittente et au typhus. Il ne m'aurait pas fait l'injure de croire que j'avais inconsi-
dérément avancé une proposition fausse, et il
m'aurait évité la peine de regretter qu'un professeur aussi distingué n'ait pas trouvé dans les observations, recueillies avec soin par des internes,
la caractéristique évidente de l'épidémie.

Le docteur Brochin a fait ressortir dans un excellent article de la *Gazette des Hôpitaux* (2) les diffé-
rences symptomatologiques qui ont existé dans les
divers choléras : « Tandis qu'à Paris, dit-il, dans
les épidémies de 1832 et 1849, les congestions mé-
tastatiques vers les poumons ou l'encéphale con-
stituaient la forme la plus fréquente de la réaction,
la forme typhoïdique s'est montrée beaucoup plus
commune en 1854. C'est également celle qui domine dans l'épidémie actuelle, mais avec cette par-
ticularité toutefois qu'elle semble se rapprocher
davantage du typhus proprement dit. » La justesse
du fait a été constatée depuis par tous les praticiens les plus éminents. J'ai voulu examiner de
plus près la question et je suis demeuré convaincu
de ce que la caractéristique de l'épidémie est toujours fournie par les constitutions médicales précédentes; ainsi : Paris — 1830, constitution catarrhale et varioles en automne ; 1831, constitution

---

(1) *Ga. hop.* 7 novembre 1865.

inflammatoire, méningites, en hiver; éruptions anomales, affections gastro-intestinales inflammatoires et bilieuses au printemps et en été ; constitution catarrhale en automne et fièvres éruptives (1) ;
1832, choléra forme congestive pulmonaire, asphyxique.

Marseille: — 1833, constitution catarrhale érup-
tive, demandant l'emploi fréquent des saignées;
même constitution pour l'automne 1834 et l'hiver
1835. Les accidents congestifs de la période de
réaction du choléra 1834-35 étaient franchement
inflammatoires et réclamaient l'emploi fréquent
de la saignée.

1846-47 Epidémie de méningites céphalo-rachi-
diennes; 1848, grippe épidémique, jusqu'en février;
constitution inflammatoire pendant l'hiver; 1849,
choléra dans lequel les symptômes de réaction
nettement inflammatoires portent sur le tube digestif et sur le système nerveux céphalo-rachi-
dien (2).

1850. — Affections typhoïdes, cholérines, quelques choléras à forme typhoïde (3).

1852. — Rougeole épidémique compliquée de
bronchite en hiver, d'ophthalmies en été, scarla-
tines, varioles très graves, recrudescentes en automne, fièvres typhoïdes toute l'année, graves et
nombreuses en automne et en été (4).

(1) *Rapp. Acad. méd.*
(2) *Rapp. méd.*
(3) Reg. Dugas, man.
(4) Reg. Dugas, man.

1853.—Constitution catarrhale exanthématique, affections typhoïdes nombreuses; même constitution pour 1854, année où le choléra prend une forme nouvelle, la réaction n'est plus si franche, si nettement congestive, l'afflux du sang dans les capillaires se termine par une stagnation qui amène la complication typhoïde.

1855. — Constitution catarrhale, fièvres à forme typhoïde. Choléra chez les soldats venus d'Italie, terminaison par la fièvre typhoïde (1).

1856. — Constitutions inflammatoires, catarrhales, bilieuses; les fièvres intermittentes et les accès pernicieux à la suite de maladies diverses deviennent communs à Marseille. Le typhus règne à l'hôpital militaire sur des malades venus d'Orient (2).

1857. — Constitutions catarrhales, bilieuses, fièvres à forme typhoïde, bien des maladies se compliquent, d'éléments pernicieux (3).

1858. — Constitutions inflammatoires, catarrhales, bilieuses, fièvres à forme typhoïde, fièvres exanthématiques, fièvres intermittentes et pernicieuses.

1859. — Constitutions peu marquées, — accès intermittents venant compliquer les maladies, — fièvres typhoïdes.

1860-1861 (4). — Constitutions catarrhales peu

(1) Reg. Dugas, man.
(2) *Bull. Soc. Méd.*, Dr Jubiot.
(3) Dr Bertulus, *notes.*
(4) *Notes de clinique.*

marquées, l'élément intermittent règne de plus en plus en ville.

1862. -- Constitutions inflammatoires, catarrhales, coqueluche épidémique, — fièvres exanthématiques, rougeoles anomales, recrudescentes en été (1). Variole, fièvres muqueuses à forme typhoïde, intermittentes ou rémittentes (2). Grippe. — Même constitution 1863 et 1864, diminution du nombre relatif des maladies en 1865, mais augmentation notable des maladies se terminant par des accès ou présentant des symptômes d'adynamie profonde. — Choléra où la réaction est rarement franche, où elle a rarement ce caractère explosif qu'on lui a vu dans d'autres épidémies, où elle est plus souvent insuffisante qu'excessive, où les phénomènes dont elle s'accompagne sont généralement de nature adynamique avec complication d'intermittence et de rémittence.

Ainsi se trouve confirmée cette vérité énoncée par Hippocrate. « *Non possunt præsenti morbi cognosci nisi ex præteritâ temporum constitutione, nec futura divinari nisi ex præsentium consideratione.* »

L'étude des constitutions médicales et de l'état du ciel, non-seulement durant l'épidémie, mais les années précédentes est de toute nécessité pour arriver à la détermination certaine des lois de l'épidémicité: « *Morbi præsentes a præteritâ tempo-*

(1) *Actes du com. méd.* M. Hubac.
(2) *Actes du com. méd.*

rum conditione fluunt, accipiunt verò etiam differen-
tiam a conditione præsentis: Quare opportet utrius-
que habere rationem. »

Et pour le choléra plus que pour tout autre épidémie, les variations atmosphériques et les chan-
gements qu'elles amènent dans la nature des
maladies stationnaires ont une influence considérable ; à tel point qu'il suffit d'un temps neigeux,
froid, susceptible de changer la constitution médicale pour qu'il disparaisse , tandis que un temps
lourd, des constitutions médicales peu tranchées
lui permettent de régner fort longtemps dans la
même localité. New-York et Marseille nous offrent
un double exemple de ces faits. Dans la relation
que j'ai citée de l'épidémie de New-York en 1849, le
Dr Bodinier dit, « Un vent froid qui amena de la
neige, fit cesser, du jour au lendemain, l'épidémie
et changea la nature des maladies intermittentes.»
—A Marseille, nous voyons encore, après un hiver
très doux, la même constitution médicale qui a
présidé au développement du choléra de 1865, régner et les cas sporadiques que l'on a successivement observés, depuis octobre jusqu'à présent,
montrent que le germe est encore viable en 1866,
et ne demande, pour éclore, que ces conditions
météorologiques capables de favoriser une recru-
descence, suivant la parole d'Hippocrate confirmée par vingt siècles d'expérience.

La constitution médicale la plus apte au développement de l'épidémicité cholérique est sans nul
doute la catarrhale putride des anciens, qui, d'une

part, altère les humeurs, d'autre part, secondai-
rement, diminue les forces de l'organisme et amène
l'adynamie. C'est par une constitution pareille que
les fièvres éruptives deviennent épidémiques et
que le moindre germe cholérique importé suffit
pour allumer un incendie. Les personnes qui ont
été soumises à l'infection peuvent être souvent
les premières atteintes, mais la maladie se propage
surtout chez celles dont la crase humorale est
une cause occasionnelle, évidente; enfin, elle se
repand suivant des lois individuelles certaines.

**Le développement de l'épidémie cholérique est subor-
donné à des conditions provenant de la contrée, de
l'habitation, de l'habitant, c'est-à-dire : du sol, de
l'eau, de l'air, du climat et des météores; — de la
maison publique ou privée, hôtel, école, hôpital, caserne, prison, établissement et chantier; — du type,
de la race, du tempérament, de l'hérédité, des mœurs,
des coutumes, de l'alimentation, de l'agglomération,
des maladies, des actes physiologiques et psychologiques.**

*Les conditions de la contrée agissent comme causes
prédisposantes sur la masse des habitants.*

M. Réné Roubée, dans un excellent mémoire, a
fait ressortir que les terrains tertiaires, d'alluvions,
de roches schisteuses pouvant s'imbiber et rendre
ensuite à l'air des exhalaisons malsaines, sont éminemment propres au développement du choléra;

7

tandis que les terrains primitifs, formés de roches compactes non susceptibles de se laisser imbiber étaient peu favorables à l'épidémicité. Les contrées d'Asie qu'arrosent le Gange et l'Euphrate, la Russie d'Europe, la Hongrie, la Pologne, la Prusse, le Hambourg, le Hanovre, les pays du Nord occupés par les terrains alluviens et diluviens ont subi de graves atteintes du fléau. L'Allemagne centrale, le Tyrol, la Suisse, assis sur des terrains primitifs, ont été presque épargnés. L'Angleterre n'a été envahie par l'épidémie qu'à l'est et au sud, où se trouvent des terrains diluviens. Enfin, en France, en Espagne, en Italie, les bassins formés de roches quartzites, granitiques, compactes, n'ont pas été éprouvés d'une manière aussi désastreuse que ceux occupés par des terrains de sédiments friables. — Etablie d'une manière absolue, la doctrine de M. R. Boubée pourrait être sujette à contestation ; considérée au point de vue général, elle est vraie, car les affections limnémiques demandent, pour se développer, des conditions d'humidité atmosphérique qu'un terrain suffisamment chargé de molécules aqueuses peut seul donner, et les effluves qui sortent d'un humus gras, de facile décomposition, sont encore favorables à l'intoxication. Cependant, il ne faut pas que ces effluves aient une puissance d'action sur l'économie supérieure à celle du germe cholérique, autrement l'effet de ce dernier est annulée, comme on l'a constaté sur bien des points occupés par le terrain diluvien ou d'alluvions modernes ayant formé des marais.

Là où l'endémicité intermittente est vigou-
reuse, l'épidémicité cholérique ne se développe
pas avec énergie. — C'est une conséquence de
la loi pathologique consacrée par cet aphorisme
Hippocratique : « *Duobus laboribus semel laboranti-
bus clarior obscurat alterum.* » La carte que j'ai
dressée de l'épidémie de 1865, dans le département
des Bouches-du-Rhône, montre, en effet, que
toute la partie de l'arrondissement d'Arles occupée par les étangs, les marais, où règnent des fièvres paludéennes graves, a été épargnée par le
fléau indien.

Mais il existe une différence marquée entre ces
fièvres paludéennes, franchement intermittentes,
et les rémittentes putrides, à forme typhoïde ,
les intermittentes saburrales, communes dans les
grandes villes dont le sol est mal tenu, couvert de
déjections et de détritus de toutes natures. Les
eaux qui tombent sur un pareil sol, entraînent
dans l'interstice des pavés, ou à travers le maca-
dam, les parties solubles de ces matières des trois
règnes, et les effluves méphitiques qui s'exhalent
du sol sont une cause d'altération humorale très
avantageuse au développement du germe cholérique. — A Marseille, à Arles, à Solliès-Pont, à Toulon,
tous les médecins ont été appelés à constater la
puissance de cette cause étiologique. Et, comme
l'imprégnation du sol par les substances susceptibles de décomposition putride est inévitable dans
une grande cité, le sol des villes de quelque importance, qui ne sont pas bâties sur des rocs com-

pactes, est éminemment favorable à l'épidémicité cholérique.

Le rôle de l'eau, dans la pathogénie spéciale qui nous occupe, est beaucoup moins important. Cependant, la dernière épidémie paraît avoir suivi un mode de propagation analogue à celui de la fièvre jaune ; elle a sévi sur les villes situées près du littoral et des grands cours d'eau. Sans doute les facilités que ce voisinage des voies navigables offrent à l'importation, doivent entrer en ligne de compte.

La carte de la marche du choléra de 1865, dressée par M. Rigodit, pour faciliter l'intelligence d'un mémoire remarquable de M. le docteur Jobert (1), prouve, en effet, que le choléra développé à La Mecque fin avril, commencement mai, a éclaté à Djeddah dans la première quinzaine de ce dernier mois, à Suez et au Caire vers les premiers jours de juin, à Alexandrie le 2 juin. — On pourrait croire que le courant de l'émigration s'est dirigé d'abord vers Jaffa, Beyrouth, Smyrne, Constantinople, qui ont été envahis les 19, 24 et 30 juin. — Puis, vers Ancône (3 juillet), Marseille (1er cas, 4 juin (2) officiellement 23 juillet), Barcelonne (1er cas, 22 juillet ; officiellement 14 septembre), Valence (1er cas, 15 juin ; officiellement 20 août), Gibraltar (25 août), Alger (30 août, 1er cas ; 22 novembre officiellement), et que deux ports de ravitaillement, Malte et Palma, ont été visités par le fléau, l'un dès le 29 juillet et l'autre le 14 septembre.

(1) *Notice sur l'Epidémie cholérique* de 1865.
(2) *Choléra de 1865 à l'Hopital Militaire*, Didiot.

Mais les faits bien étudiés ne permettent pas de considérer comme une vérité acquise à la science cette vulgaire théorie du développement de l'épidémicité dans le bassin de la Méditerranée par la contagion seule; et l'importation du germe morbide par les cholériques, qui paraît de prime abord l'une des causes déterminantes les plus puissantes de l'expansion du mal (car les points principaux où ont touché les navires des Messageries ont été envahis) n'a pu être suivie que dans trois villes. C'est que pour former la constitution épidémique, il a fallu des conditions de l'atmosphère que M. Jobert a parfaitement déterminées en 1865, et qui confirment les principes que j'ai précédemment énoncés Les éléments de l'air n'ont subi aucune modification sensible, l'oxygène, l'azote, l'acide carbonique, la vapeur d'eau entraient pour leur quote-part habituelle dans le mélange. L'oxygène électrolysé, seulement, était en moindre proportion que d'habitude; or, on sait que l'ozone n'est pas un corps défini, qu'il est le résultat du frottement des molécules atmosphériques, il doit être en moindre quantité, par conséquent, lorsque l'air stagne. Cette stagnation de l'air plus nuisible encore que le calme de l'eau dormante, a marqué la place des villes que le choléra devait ravager. Il est évident que la nature zymotique du choléra étant admise, le séjour d'une même masse d'air sur un point donné, ne peut que favoriser l'infection. Un vent local portant une certaine quantité de cette masse d'air, sur une ville voisine, y permettra le développement de l'épi-

démie. Un ouragan, en déterminant une forte as-
piration, fera monter les miasmes jusque dans les
couches supérieures et les transportera à de
grandes distances ; c'est pourquoi, en 1865, à Gibraltar, si bien abrité des vents, l'épidémie à fait
de grands ravages. — A Constantinople, elle a
décru lorsque le N.-E. a donné en grand dans la
rade. — A Smyrne, les brises de l'Archipel ont
contribué à la rendre bénigne. — Aux Dardanelles,
pendant le calme plat de la nuit qui succédait à la
brise d'E.-N.-E., les attaques se multipliaient.

Le docteur Jobert, à l'ouvrage duquel j'ai emprunté bien des détails, n'hésite pas à rapporter
à un très gros ouragan, aux Antilles, en 1865, le
développement du choléra à la Basse-Terre, à la
Pointe-à-Pître, à la Martinique et à Marie-Galante.
— C'est une hypothèse fort admissible, mais qui
n'a pas l'autorité d'un fait scientifique démontré ;
car, de tous les instruments que nous employons
pour l'examen quotidien des qualités de l'atmosphère, les deux seulement, les moins sensibles,
nous signalent, sans nous le prouver, l'état de
stagnation de l'air : 1° le baromètre par ses oscillations moindres ; 2° le papier ozonométrique par
ses teintes plus claires.

Or, on ne peut, avec ces instruments, suivre la
marche des courants supérieurs qui entraînent au
loin l'air contaminé — Tout au plus, par des expériences longues et réitérées, acquiert-on la connaissance certaine de l'état de l'air dans une contrée.
Nous recommandons la lecture de la partie inté-

ressante du mémoire de M. Jobert, qui contient la
relation de ses différentes observations. Il prouve
que, pendant l'épidémie de 1865, les oscillations
barométriques ont été sensiblement faibles, et que
le papier ozonométrique n'a donné qu'en novembre
les nuances normales.

Les phénomènes de perturbation de l'atmosphère exercent-ils une influence sur le développement de l'épidémicité ? La météorologie, science
neuve et peu exacte, nous laisse encore dans le
doute si nous ne raisonnons pas à *priori ou à posté-*
riori. Quelques faits bien observés nous ont permis
de constater, dans le courant de ce mémoire, que
les vents locaux, parfois, servent de véhicule au
germe morbide ; que les averses abondantes peuvent entraîner, vers un point épargné jusqu'alors,
l'influence nocive. J'ajouterai à ces faits, qu'à Solliès-Pont, le choléra a pris soudainement la forme
épidémique après un violent orage qui avait passé
sur Toulon le 24 septembre.

M. Géry nous écrit à ce sujet :

« Le 15 septembre 1865 aucun cas de choléra ne
s'était présenté à Solliès, alors que depuis longtemps le fléau sévissait à Marseille et à Toulon. Les
émigrés de La Seyne et de Toulon s'arrêtaient peu
dans notre localité qui, grâce aux fièvres typhoïdes qui avaient régné épidémiquement pendant
tout l'été, avait acquis une réputation bien méritée
d'insalubrité. Il existait, depuis quelque temps,
des affections catarrhales de l'intestin qui cé-
daient, il est vrai, aux moyens thérapeutiques

appropriés, mais qui, en raison de leur nombre,
n'étaient pas sans importance au milieu de la constitution médicale épidémique où nous nous trou-
vions.

« Le 17 septembre, une famille piémontaise, venant
de La Seyne, s'arrêta à Solliès-Pont, emmenant avec
elle une jeune fille atteinte de choléra ; la malade
fut recueillie dans une maison du pays et soignée
par mon confrère le docteur Ginouvès : elle mourut le lendemain. Le 22, une femme de Solliès-Pont,
occupée à vendanger, fut atteinte et mourut après
15 heures de maladie, dans la période algide : *elle
était allée à Toulon la veille.* » Le 24, un orage qui a
passé sur Toulon s'abat sur Solliès-Pont. « Le 25, à
onze heures du soir, je fus appelé chez un homme
jeune et vigoureux présentant tous les symptômes
du choléra asphyxique ; en rentrant chez moi, je
trouvai plusieurs personnes qui m'attendaient
avec impatience pour me conduire auprès d'un ou
de plusieurs membres de leur famille qui, selon
leur expression, vomissaient et venaient du corps.
De son côté, mon confrère était demandé à chaque
instant.

« A partir de ce moment, les cas se sont succédé
pendant trois jours avec une rapidité extraordi-
naire ; le 26, (mardi soir), vingt décès étaient enre-
gistrés, et le lendemain soir 27, nous comptions
trente-cinq nouveaux décès : ce qui porte à 55 le
nombre des morts en 36 heures, sur une popula
tion de moins de 3000 habitants.

« L'épidémie frappa mortellement : 34 hommes,

49 femmes, 25 enfants. Il faut ajouter à ce chiffre
une vingtaine de décès qui ont eu lieu chez des
personnes parties de Solliès en toute hâte dès l'invasion de la maladie ; ces décès ont eu lieu dans
différentes localités du département, *qui n'ont pas
été envahies par la maladie.* Les personnes mortes
dans ces conditions étaient pour la plupart parties
de Solliès en bonne santé.

« Dès le 26, les habitants ont émigré en masse, et
le 27, il ne restait pas plus de trois à quatre cents
personnes dans le pays. » (1)

A Séon-Saint-Henry (banlieue de Marseille), il
n'y eut pas de cholériques jusqu'au 14 septembre.
Le 13 septembre, un orage se déclare, passe sur
Marseille, une trombe se forme et crève au niveau
du tunnel de la Nerthe qu'elle inonde. Le lendemain, 2 cas de choléra mortels se déclarent dans le
village et l'épidémie fait en 13 jours 20 victimes.

Mais là se bornent nos connaissances , et il serait téméraire, de donner aux météores, une
influence excessive comme de leur refuser leur
quote-part d'action. — Lorsque le choléra règne,
il s'étend sur une largeur de pays, qui dépasse
quelquefois 250 et 300 kilomètres (*général Board*
1850); les météores locaux ont rarement assez de
puissance pour disperser les germes répandus sur
une aussi vaste région. Les conditions plus géné-
rales de climat, exercent une action plus évidente,
et sur 15 épidémies de choléra indien,

(1) Sans doute le règne de la fièvre typhoïde a favorisé l'épidémicité.

7 ont eu lieu dans des zones isothermiques de 28 à 25
4   »   »   »   25 à 20
1   »   »   »   20 à 15
1   »   »   »   15 à 10
1   »   »   »   10 à 5
1   »   »   »   5 à 0

      2 ont eu lieu au printemps.
      7 »   » en été.
      3 »   » en automne.
      2 »   » en hiver.

Encore, ces épidémies hivernales ont-elles sévi dans les contrées du Nord où la température des maisons est très élevée artificiellement, tandis que dans les régions méridionnales, où l'on connaît moins bien l'art de maintenir un certain degré de chaleur dans les habitations, le choléra disparaît ou diminue ordinairement lorsque le froid sévit.

Les conditions de l'habitation agissent comme causes morbides sur les habitants de l'immeuble et quelquefois sur les voisins.

Le défaut d'aération des appartements a les plus graves conséquences; il permet l'accumulation des exhalaisons morbides, et favorise l'infection.

J'ai signalé plus haut le mal qui peut résulter des tinettes communes à toute la maison. Je ferai la même réflexion par rapport aux fosses à fumier trop rapprochées des habitations.

Plus une maison contient d'habitants, plus le nombre des cholériques y acquiert de fortes proportions. Ce fait a été démontré d'une manière évidente par l'épidémie qui a sévi à Marseille en 1835.

Au quartier de la Préfecture, où chaque habitant jouissait de 57 mètres de terrain, on a compté 4, 38 cholériques sur 1000.

Au quartier Halle Charles-De-Lacroix, où chaque habitant jouissait de 42 mètres de terrain, on a compté 6,13 cholériques sur 1000.

Au quartier du Lycée, où chaque habitant jouissait de 82 mètres de terrain, on a compté 2,43 cholériques sur 1000.

Au quartier de l'Observatoire, où chaque habitant jouissait de 27 mètres de terrain, on a compté 10,12 cholériques sur 1000.

Au quartier des Grands-Carmes, où chaque habitant jouissait de 9 mètres de terrain, on a compté 11,37 cholériques sur 1000.

Cependant, les casernes, les prisons ne subissent pas entièrement cette loi, parce que les règles hygiéniques que l'on impose à leurs habitants y triomphent du mal.

Les prisons offrent surtout l'exemple le plus frappant de la puissance préservatrice de l'hygiène et de la séquestration.

Les casernes se trouvent plus soumises à l'influence du voisinage.

Le tableau suivant que j'extrais du rapport manuscrit adressé par M. le lieutenant-général comte de Danremont à S. E. le Ministre de la Guerre, après le choléra de 1834-35, le prouve surabondamment.

CASERNES.	1834.			1835.		
	EFFECTIF	CAS de choléra	DÉCÈS cholériques	EFFECTIF	CAS de choléra	DÉCÈS cholériques
Incurables...........	848	14	6	800	39	20
Présentines...... ...	501	8	2	490	27	5
Petites-Maries........	378	6	2	353	20	10
Fort Saint-Jean	318	»	»	261	4	»
Cours Bonaparte.....	448	9	7	534	11	5
Corderie.............	1,078	4	1	940	45	18
Fort Saint-Nicolas....	908	4	2	840	11	4
Château-d'If.........	99	»	»	66	2	1

On le voit, toutes proportions gardées, les casernes situées dans les centres populeux ont été les plus maltraitées ; celles placées dans les faubourgs ont eu un certain nombre de victimes ; celles, enfin, séparées des habitations n'ont fourni qu'un bien faible contingent à l'épidémie, sans que l'agglomération dans chaque caserne ait exercé une influence appréciable.

C'est encore à l'observation rigoureuse des règles de l'hygiène et à la séquestration que l'on doit la préservation relative des couvents qui, dans toutes les épidémies, ont été presque entièrement épargnés.

Si dans le personnel des malades des hôpitaux le choléra fait de nombreuses victimes, ce n'est pas à l'habitation qu'il faut le rapporter, la cause en est dans l'état morbide des patients qui agit comme cause occasionnelle, et dans la fréquence des importations qui sont des causes déterminantes certaines.

En somme, si les maisons publiques ou privées ne sont pas basses et humides, mal éclairées, insuffisamment ventilées, dépourvues de tinettes spéciales à chaque ménage, bâties sur un sol poreux et mal entretenu, surchargées de locataires, elles ne peuvent favoriser l'épidémicité ; dans le cas contraire, elles fournissent un aliment de plus au fléau et leur pouvoir de contamination rayonne sur des immeubles bien établis.

J'ai hâte d'aborder la troisième série des causes favorables au développement du choléra chez les individus : *celles qui viennent des conditions de l'habitant.*

Le type, la race n'agissent pas directement comme causes prédisposantes; mais chaque peuple ayant des mœurs et des coutumes différentes, est, par le fait même de ses habitudes, plus ou moins apte à subir l'influence cholérique. C'est pourquoi au pays même d'origine, les Indiens sont presque les seules victimes du fléau; en Russie, les Polonais et les juifs misérables sont décimés, tandis que les populations aristocratiques sont presque à l'abri; en Afrique, les Arabes nomades subissent davantage que les autres les atteintes du mal; et sous nos yeux, à Marseille, les Italiens malheureux employés dans les chantiers fournissent un fort contingent à la mortalité.

Les recherches que l'on a faites sur l'influence du tempérament n'ont donné lieu à aucun résultat positif. Il n'en est pas de même de l'hérédité et Meyerhoffer, Bonnet, Verdé de l'Isle, ont démontré que le choléra s'attachait tellement à certaines familles qu'elles sont décimées à chaque épidémie. Si les qualités propres qui résultent du tempérament ne paraissent pas prédisposer au choléra, la constitution forte et la constitution faible sont des causes pathogéniques très appréciables. La première agit sans doute indirectement, l'individu fort suivant moins que les autres les préceptes hygiéniques. La constitution faible est la conséquence d'un état dyscrasique des humeurs qui agit comme cause occasionnelle. Les affections des voies digestives, les dyspepsies, les inflammations chroniques et les ramollissements des muqueuses, les maladies organiques des poumons qui se compliquent de diarrhée, sont le partage de ces constitutions faibles qui fournissent un aliment surabondant aux épidémies cholériques.

En France, le sexe féminin est un peu plus sujet à la maladie que le sexe masculin. Ce fait, qui résulte de l'examen comparé des décès cholériques de chaque département, est rendu évident par le total suivant du nombre des décès ordinaires et des décès cholériques :

En 1854.

DÉCÈS ORDINAIRES.		DÉCÈS CHOLÉRIQUES.	
Hommes.......	120.323	Hommes.....	72.638
Femmes .....:..	114.381	Femmes	72.903

On voit que le rapport des décès ordinaires masculins aux décès ordinaires féminins, étant de 40/38 le rapport des décès cholériques masculins, aux décès cholériques féminins, est 42/43.

Le même fait a été constaté à Marseille, en 1834-35 ; les deux invasions, prises ensemble, présentent une plus grande mortalité pour les femmes que pour les hommes, puisque les décès de ces derniers ne s'élèvent qu'à 1.677, tandis que ceux du sexe féminin, sont portés à 1.764, soit 55/58.

L'épidémie de 1832, avait occasionné en France, 36.677 décès masculins pour 42.908 décès féminins, soit 37/43.

Les données, manquent pour les épidémies de 1849 et 1865. On ne doit pas en effet, baser de telles recherches sur le mouvement du personnel d'un hôpital, ou même d'une ville, on s'exposerait à commettre de graves erreurs dues aux mœurs et aux coutumes de la population. Ainsi, à Marseille, la répugnance qu'éprouvent les femmes à se laisser conduire dans les établissements hospitaliers, y donne toujours une supériorité numérique aux décès masculins. D'autre part, depuis 1848, le nombre considérable d'ouvriers, de journaliers, qui viennent en célibataires tenter de s'établir, a exercé une influence évidente sur les chiffres manifestement supérieurs des décès masculins, sur les décès féminins, en 1849, 1854 et 1865.

1849	Hommes......	1.261.
	Femmes......	991.
1854	Hommes.....	1.744.
	Femmes......	1.328.

| 1865 | Hommes...... | 928. |
| | Femmes....... | 716. |

Si la cause de cette différence entre la marche
du choléra en France et dans notre ville n'a pas
été appréciée en 1849 et 1854, elle a été saisie par
MM. Ollive et Laugier, qui dans leur intéressante
Étude sur le choléra de Marseille, en 1865, disent :
« Ce résultat s'explique assez naturellemenf, par
le nombre considérable d'ouvriers sans famille ,
répandus dans la banlieue, et qui ont fourni de
nombreuses victimes au choléra. » 393 journaliers,
69 militaires, et 82 marins, forment un total de 554
décès masculins, dus à la population vague sur
928. Le rapport des décès cholériques des hommes à ceux des femmes dans la population fixe se
trouve être dès lors plus analogue à ceux précédemment énoncés.

Cette supéoiorité numérique des décès féminins
dans toutes les épidémies, est la conséquence de la
faiblesse relative de la constitution des femmes,
et bientôt je signalerai d'autres causes secondaires,
qui concourent à amener ce résultat définitif.

Pour bien apprécier le rôle étiologique de l'âge
dans les épidémies cholériques, il convient d'as-
seoir nettement le mouvement normal de la population et de noter l'influence que la maladie exerce
sur la quote-part de mortalité de chaque âge. Ainsi
établissons pour prototype une population de 300
mille âmes, donnant 10,000 morts par année (1).
Le tableau suivant nous montrera les lois de vita-

(1) La proporttop moyenne est de 1 décès sur 29.82 habitants.

lité et de mortalité de cette population en temps
ordinaire.

	ON COMPTE DE	SUR 10,000 DÉCÈS	SUR 300,000 AMES	POPULATION PAR AGE	TOTAL correspondant de décès.	PROPORTION correspondante.
Enfance...	0 à 1 an	1,573	7,800	33,000	3,008	1/11
	1 à 5 »	1,435	25,200			
Puberté.. :	5 à 10 »	390	25,500	52,800	596	1/105
	10 à 15 »	236	27,300			
Adolescence	15 à 20 »	297	27,000	56,400	901	1/63
	20 à 25 »	604	29,400			
Jeunesse. .	25 à 30 »	413	26,400	51,000	780	1/64
	30 à 35 »	367	24,600			
Virilité....	35 à 40 »	356	22,500	42,000	720	1/70
	40 à 45 »	364	19,500			
Retour.....	45 à 50 »	322	17,400	47,500	1,719	1/48
	50 à 55 »	443	15,000			
	55 à 60 »	470	12,300			
	60 à 65 »	484	7,800			
Caducité...	65 à 70 »	588	6,000	17,566	2,266	1/6
	70 à 75 »	599	3,000			
	75 à 80 »	496	2,400			
	80 à 85 »	358	1,140			
	85 à 90 »	156	40			
	90 à 93 »	57	17			
	95 à 100 »	11	12			
	au-dessus.	1	1			

La moyenne générale des décès varie donc avec les âges, et le tableau suivant indique en outre que ces proportions changent dans les épidémies cholériques.

Choléra de Marseille.

1849			1865		
ON COMPTE	DÉCÈS.	PROPORTION sur population correspondante.	ON COMPTE	DÉCÈS.	PROPORTION sur population correspondante.
0 à 1 an	91 } 339	1/110	0 à 1 an	44 } 205	1/115
1 à 5 »	238		1 à 5 »	164	
5 à 10 »	113 } 178	1/271	5 à 10 »	74 } 121	1/440
10 à 15 »	65		10 à 15 »	47	
15 à 20 »	85 } 236	1/235	15 à 20 »	77 } 260	1/208
20 à 25 »	151		20 à 25 »	193	
25 à 30 »	229 } 427	1/116	25 à 30 »	188 } 357	1/141
30 à 35 »	198		30 à 35 »	169	
35 à 40 »	156 } 290	1/140	35 à 40 »	154 } 278	1/162
40 à 45 »	134		40 à 45 »	124	
45 à 50 »	129		45 à 50 »	125	
50 à 55 »	96		50 à 55 »	92	
55 à 60 »	85 } 386	1/118	55 à 60 »	75 } 356	1/132
60 à 65 »	76		60 à 65 »	64	
65 à 70 »	82		65 à 70 »	50	
70 à 75 »	60		70 à 75 »	21	
75 à 80 »	38 } 210	1/60	75 à 80 »	9 } 91	1/138
80 à 85 »	26		80 à 85 »	9	
85 à 90 »	4		85 à 90 »	2	
90 à 100 »	0		90 à 100 »	0	

Ainsi, tandis qu'il meurt 10 fois plus d'enfants
que de pubères en temps ordinaire, le choléra n'enlève que 2 ou 4 fois plus d'enfants. — La proportion de mortalité normale est de 1 adulte et 1 jeune
homme pour 6 enfants. Celle de mortalité cholérique est de 1 adulte et de 2 jeunes hommes pour
2 enfants.

L'épidémicité cholérique établit encore une presque équiparité entre la mortalité de l'âge viril, de
la vieillesse et de la caducité. — Enfin, dans quelques épidémies, ce dernier âge est une cause de
léthalité double, toutes proportions gardées.

Si nous examinons de plus près ce mouvement
de mortalité cholérique, nous trouvons un premier
minimum, très sensible, chez les enfants au lait.
Un deuxième de 9 à 17 ans, un premier maximum
de 1 à 8 ans et un autre de 22 à 28 ; enfin, le plus
grand maximum dans la vieillesse et la caducité.

C'est-à-dire que l'étude statistique des âges de
décès cholériques nous montre deux *minima* aux
époques d'allaitement et de surveillance atten-
tive ; deux *maxima* aux époques d'affaiblissement,
l'une par la dentition et la croissance, et l'autre
par les premiers excès. Enfin, la loi commune de
la mortalité cholérique, c'est la loi de la puissance
réceptive de l'organisme déterminée par le degré
relatif de force ou de faiblesse de chaque âge.

Une publication du ministère du commerce et
de l'agriculture établit que le choléra de 1854 a
frappé :

	HOMMES.	FEMMES.	TOTAL.	DÉCÈS FÉMININS 0/0 MASCULINS
De 0 à 2 ans	6,755	6,317	13,072	94
2 à 5 »	4,073	3,955	8,028	97
5 à 15 »	5,078	4,480	9,558	88
15 à 20 »	2,600	2,578	5,078	103
20 à 40 »	16,014	15,387	31,401	96
40 à 60 »	20,189	20,849	41,038	103
60 à 100 »	15,019	20,274	35,293	135
	69,628	73,840	143,468	100

Ce tableau confirme ce que j'ai avancé plus haut touchant la plus grande mortalité des femmes. Notons que l'excédant se produit aux âges où la femme meurt habituellement plus que l'homme : de 15 à 20 ans et dans les âges élevés.

L'état-civil n'est pas sans influence sur les décès cholériques. Il suffit pour s'en convaincre de comparer les nombres proportionnels sur 100 décédés.

	Ordinaires.	Cholériques.
Enfants........	40	13
Célibataires.....	18	24
Mariés.........	29	42
Veufs,.........	13	21
	100	100

On voit ainsi que le chiffre de mortalité des en-

fants subit une diminution de près des trois quarts
au préjudice des célibataires, et surtout des hommes mariés et des veufs, dont le contingent des
décès est doublé. Si le grand âge des veufs donne
la clef de ce phénomène, la grande mortalité des
hommes mariés s'explique par d'autres causes prédisposantes que je signalerai en temps et lieu.

Pour apprécier d'une manière positive l'influence
des professions sur le choléra, il faudrait pouvoir
établir une relation, au moins approximative, entre le nombre des ouvriers et celui des décès. Jusqu'à présent, aucun travail de ce genre n'a été entrepris. Tout au plus, a-t-on pu constater que les
professions pénibles et mal rétribuées prédispo-
saient au choléra plus que les autres.

La misère et les conditions précaires de la vie,
doivent être classées parmi les plus puissantes
causes occasionnelles ou prédisposantes du choléra. En 1831, à Paris, M. Tacheron par sa statistique médicale de la mortalité du choléra-morbus
dans le XI° arrondissement, établissait ce principe
en divisant en cinq classes les décédés :

1ʳᵉ *classe*. — Personnes malheureuses et indi-
gentes, malpropres, se livrant à des travaux pénibles, accumulées dans des habitations sales, mal
vêtues et affaiblies par les privations, 351.

2ᵉ *classe*. — Personnes ayant la vicieuse habitude des écarts de régime et d'abuser des liqueurs
fortes, 145.

3ᵉ *classe*. — Personnes atteintes avant le choléra d'affections catarrhales plus ou moins anciennes, 101.

4ᵉ *classe*. — Personnes affectées de maladies des voies digestives, 40.

5ᵉ *classe*. — Personnes qui paraissaient jouir d'une parfaite santé, antérieurement à l'épidémie, et chez lesquelles on n'avait reconnu aucune cause déterminante appréciable, 46.

En 1834-35, MM. Fabre et Chailan, démontraient qu'à Marseille le choléra avait frappé surtout la population indigente.

Mais M. Marchal de Calvi, dans sa précieuse thèse sur les épidémies, a mis le fait hors de toute contestation par le tableau suivant :

Classement des arrondissements de Paris suivant les décès de choléra en 1849. — Rapport de la mortalité au nombre des indigents.

ARRONDISSEMᵗˢ	POPULATION.	DÉCÈS CHOLÉRIQUES.	PROPORTION DES DÉCÈS à la population.	NOMBRE D'INDIGENTS par arrondissement.
XII°	85,640	1,735	1/48	12,350
IX°	49,882	717	1/69	4,931
X°	89,797	1,134	1/79	5,084
VII°	72,454	837	1/86	3,911
VIII°	105,252	1,143	1/92	9,938
VI°	103,249	1,120	1/92	6,940
V°	94,921	1,020	1/93	4,706
IV°	48,198	445	1/108	3,607
XI°	63,125	510	1/123	3,900
III°	62,690	495	1/126	2,446
Iᵉʳ	104,480	833	1/126	3,601
II°	115,852	911	1/127	2,650

Et le tableau que je dresse ci-après, avec des documents fournis par les bureaux de la Mairie et par MM. Laugier et Ollive, prouve qu'en 1865, à Marseille, le choléra s'est propagé suivant les mêmes lois.

CANTONS.	POPULATION.	DÉCÈS CHOLÉRIQUES.				PROPORTION.	FORTUNE MOYENNE d'après impositions, etc.
		25 juillet 31 août	1 au 30 septembre	1 au 25 octobre	Totaux.		
Nord intra-muros.	45,494	212	347	62	621	1/73	très pauvre.
Sud intra-muros..	62,954	41	100	18	159	1/393	aisé.
Centre intra-muros	39,668	37	71	10	108	1/361	aisé.
Nord extra-muros.	69,693	98	229	78	405	4/199	pauvre.
Sud extra-muros..	73,675	168	317	60	545	1/134	pauvre.
Centre extra-muros	8,647	5	10	1	16	1/540	riche.

Les écarts de régime sont, dans bien des cas, des causes déterminantes d'une puissance excessive.

Les rapports des sociétés de tempérance de Londres et de New-York prouvent que la presque totalité des ivrognes succombe au choléra. — Et si on fait la part de l'exagération, il restera toujours une vérité que toutes les épidémies confirment : l'homme ivre est une proie facile pour le fléau.

Dès 1832, les observations de M. Ripault (1) ont démontré que l'excès dans le manger, les aliments indigestes, déterminent souvent des cho-

(1) *Gaz. des hôp.* 1832 p. 402.

léras mortels. Ces deux ordres d'écarts dans le
régime, paraissent agir en favorisant l'état morbides des voies digestives, qui amène soit des
vomissements, soit de la diarrhée ; l'effet est
presque foudroyant ; c'est ordinairement de 2 à 4
heures après l'excès que le choléra se déclare, on
pourrait dire presque avec certitude. L'un des
honorables doyens de la médecine marseillaise,
M. Trabuc, me citait à ce sujet un fait des plus remarquables. Un homme de 50 ans, dont le fils venait
d'être condamné aux galères, en 1835, tandis que le
choléra régnait à Marseille, se rend dans une guin-
guette située sur la colline de N.-D.-de la-Garde, il
livre au jeu de boules, immédiatement après, il s'y
ingère une quantité de figues et de l'eau; deux heures plus tard il succombait à une attaque de choléra foudroyant.

Si la gourmandise est une cause déterminante
très-active, la luxure ne lui cède en rien, et les
faits les plus nombreux le démontrent.

En 1832, M. F. Legros, membre de la commission
sanitaire du 9ᵐᵉ arrondissement, écrivait : « Les
circonstances débilitantes du système nerveux fa-
cilitent l'invasion du mal; aussi a-t-on dit, non sans
raison, que le rapport entre les sexes était une
cause prédisposante. L'observation m'a prouvé
plus : c'est que cette cause devenait déterminante
chez les convalescents et surtout chez les vieillards,
qui, le plus souvent, provoquent l'acte par des
moyens plus ou moins analogues aux manœuvres
de l'onanisme, cette satisfaction énervante d'un be-

soin factice. Dans l'un et l'autre cas, la stimu-
lation des organes de la génération se propage
aux nerfs qui concourent à cette fonction et
qui appartiennent en partie au grand sympathique,
siége principal du choléra morbus. Cette suracti-
vité nerveuse se propogeant et trouvant les viscères
sous une influence morbide, ne tarde pas à faire
naître un choléra promptement mortel, par conséquent presque toujours algide. Un homme de
27 ans, sur le point d'épouser une femme qu'il aimait
avec passion, est atteint de l'épidémie régnante. La
convalescence est longue et pénible; malgré les
conseils de l'art et de l'amitié il ne veut pas ajour-
ner plus longtemps, dit-il, son bonheur. Le mariage
a lieu, le lendemain à cinq heures du matin il est
pris, sans prodromes, d'un choléra algide, et meurt
en 7 heures.

Un vieux général sort de chez lui en bonne santé,
se rend chez sa maîtresse, fait de vains efforts, est
pris subitement de tremblements, de sueurs froides, de vomissements, et succombe à un choléra
algide en 3 heures. A côté de ces observations du
docteur Legros (1) on pourrait placer celles du docteur Petit (2) en 1849, du docteur Foscati en 1854
(3). Presque tous les praticiens en auraient à
citer.

En somme, tous les actes physiques et physio-

(1) *Gaz. des hôp.* 1832, p. 355.
(2) *Mém. sur le chol.-morbus*, Sainte-Menehould, p. 848.
(3) Jouve, *Méd. prat.*, 1855.
(4) *Gaz. des hôp.*, 1832, p. 109.

logiques qui concourent à affaiblir l'organisme prédisposent d'une manière certaine au choléra. La gestation est même une de ces causes prédisposantes, comme les observateurs depuis M. Colombe (1), jusqu'à M. Decoré (2), l'ont constaté.

Les émotions vives de l'âme, sont aussi favorables au développement du mal. M. Rostan cite, dans ses *Leçons sur le choléra*, l'exemple d'un Parisien qui suivait jour par jour sur une carte la marche du choléra, et qui, ayant su que le mal avait envahi la capitale, s'écria : « Maintenant je vais en mourir, » s'affaissa sur lui-même, fut pris de choléra algide et terrassé en quelques heures. Durant l'épidémie, de 1865 à Marseille, un commis, fort intelligent, qui était obligé de rester en ville, éprouvait une terreur telle que son sommeil était agité journellement par des cauchemars, durant lesquels il ressentait toutes les angoisses du choléra. — Après une semaine d'agitations, on m'appelle en toute hâte à 3 heures du matin. Le malade avait les yeux hagards, les traits bouleversés, le pouls serré et petit, les extrémités froides, il avait rejeté en deux fois les matières ingérées la veille. J'usai de tout l'ascendant moral que j'avais sur mon client pour lui démontrer que les symptômes qu'il éprouvait se rapportaient à un indigestion et non au choléra, et le lendemain il vaquait à ses occupations. Mais la nuit venue, la terreur produisit un effet encore plus grave que la veille, l'indigestion se caracté-

(1) Manuscrit, 1832.
(2) *Relat. du chol. de* 1865, *à l'hôp. Saint-Antoine.*

risa par des vomissements plus nombreux, des selles abondantes que favorisait la tendance du
malade à se placer sur le vase; enfin il survint un
état d'aliénation passagère, pendant laquelle le patient se plaignit d'abord d'être cyanosé, et ensuite
se crut mort. Cette dernière supposition lui permit
de rentrer dans un sommeil réparateur, et le matin
je pus l'envoyer à la campagne, où depuis il n'é-
prouva plus aucune indisposition. On sait que durant la même épidémie, un jeune homme des plus
capables, mourut victime du devoir qui lui fit af-
fronter le fléau, malgré un sentiment profond de
terreur.

Je n'emprunterai pas à Miller (1) des exemples de
choléra survenus après de violentes colères, ni à
Fischt (2) des observations concluantes relativement à l'influence de vifs chagrins; tous ces actes
psychologiques affaiblissent l'économie d'une manière incontestable.

Cette étude étiologique nous permet de conclure
que le choléra trouve son aliment principal dans
le paupérisme, dans les vices et dans les passions.
Dès lors, comment ne deviendrait-il pas une maladie populaire?

Mais le développement du mal ne suit pas toujours
immédiatement l'action de la cause morbide.

(1) *Journ. médic. prat.*
(2) *Deutsch. Klin.*

Les manifestations de l'épidémicité cholérique sont subordonnées à l'intensité des causes prédisposantes, occasionnelles, déterminantes, et au degré de réceptivité morbide des organismes.

Lorsque l'organisme est soumis à l'influence d'une ou de plusieurs causes morbides, il ne reçoit pas immédiatement, en totalité, la modification que ces causes peuvent lui imprimer; la force de résistance vitale permet une lutte qui, dans certains cas, tourne à l'avantage de l'individu, tandis que d'autres fois elle ne fait que retarder l'éclosion du mal. Cette période de lutte intérieure, constitue l'incubation pendant laquelle les bons observateurs notent pour chaque maladie des prodromes caractéristiques. Fournier écrit à ce sujet : « La période d'incubation n'est pas visible à l'œil du vulgaire; elle ne l'est point pour le médecin peu exercé à l'observation ; souvent même l'individu qui va devenir malade n'a pas la conscience du changement qui s'opère en lui. Cependant cet état est évident pour le médecin habile à distinguer les nuances, à comparer les phénomènes de la vie entre eux et à tirer des inductions de tout ce qu'il observe (1). »

L'incubation existe pour toutes les maladies, la syphilis est précédée d'un orgasme aux parties génitales ; la variole, d'une agitation physique et de rêves pendant le sommeil; la rage, de cauchemars

(1) *Dict. des sc. méd. art. incubation.*

et du désir de s'isoler.... Mais s'il faut tenir compte des signes prodromiques de toute affection, cette étude acquiert une importance extrême pour les maladies épidémiques.

La littérature médicale relative à l'incubation est encore peu fournie, néanmoins je dois signaler entre tous un excellent mémoire du docteur Bertulus sur l'intoxication miasmatique, où les questions qui se rapportent au sujet qui nous occupe sont traitées avec une remarquable chaleur de conviction. Il y est démontré que la peste, la fièvre jaune, le typhus, le choléra ont une période d'incubation pendant laquelle le mal n'est pas à l'état latent, comme l'ont dit certains pathologistes, mais à l'état de germination.

Lorsqu'il s'agit d'une maladie épidémique, cette période d'incubation amène quelques phénomènes appréciables chez presque tous les habitants de la contrée envahie.

Au début du choléra de 1865, pendant les mois de juin et juillet, le nombre des affections intestinales, n'était pas plus considérable que d'habitude à Marseille, et la plupart des médecins, s'appuyaient sur ce fait pour ne pas croire à une épidémie prochaine ; vers la fin juillet, au commencement d'août, lorsque le génie épidémique eut plané pendant quelque temps sur la ville, un des plus habiles praticiens laissa s'échapper dans la conversation ce mot : « *maintenant on sent son ventre.* » Rien de plus juste et de plus vrai; sentir son ventre c'est l'expression de l'imminence d'une constitution cholérique. Sentir son ventre, c'est être sous le coup d'une cause déterminante, qui s'emparera d'une cause occasionnelle ou d'une cause prédisposante pour faire naître l'une des manifestations de l'épidémicité, depuis la diarrhée, l'indigestion, jusqu'au choléra foudroyant, suivant l'intensité des causes pathogéniques, suivant le degré de réceptivité morbide. Durant tout le cours d'une épidémie cholérique, les borborygmes, les dérangements d'entrailles, les pesanteurs d'estomac, les nausées, les troubles nerveux gastro-intestinaux sont d'une remarquable fréquence. Ce sont les manifestations apparentes de l'incubation du germe épidémique.

Mais, en outre, il faut distinguer les signes de l'incubation du choléra ; signes qui ne se montrent que pendant la gestation du mal, après que le germe épidémique a pu miner l'organisme sous l'influence de causes individuelles favorables ; signes qui se confondent avec la période d'invasion de la maladie.

Nous voici dans le domaine de la clinique.

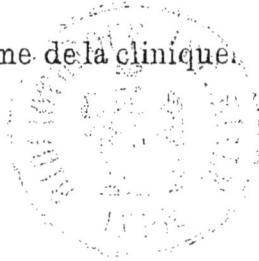

Sous Presse :

LA QUESTION CLINIQUE.

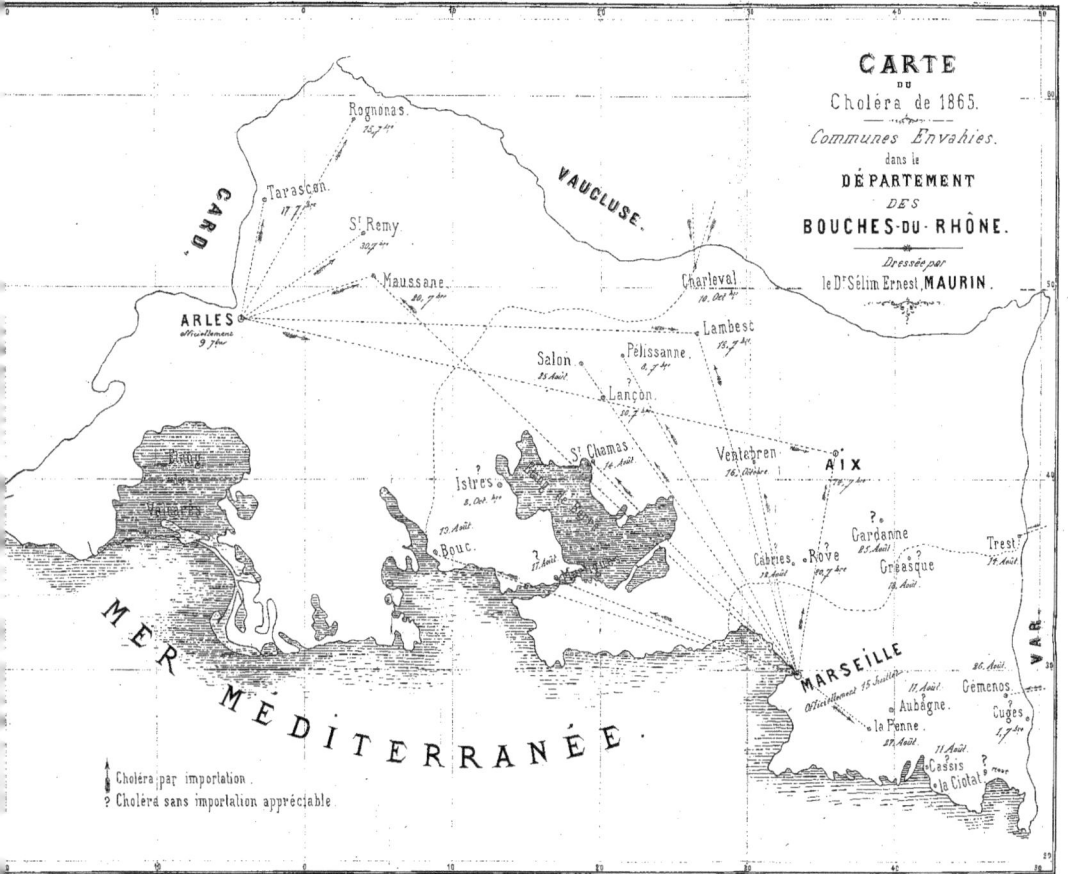

CARTE
DU
Choléra de 1865.

Communes Envahies.
dans le
DÉPARTEMENT
DES
BOUCHES-DU-RHÔNE.

Dressée par
le D.ʳ Sélim Ernest. MAURIN.

VAUCLUSE.

GARD.

Rognonas.

Tarascon.

S.ᵗ Remy.

Maussane.

ARLES

Charleval.

Lambesc.

Pélissanne.

Salon.

Lançon.

S.ᵗ Chamas.

Ventabren.

AIX

Istres.

Gardanne.

Trest.

Bouc.

Cabriès. Rove.

Gréasque.

VAR.

MER MÉDITERRANÉE.

MARSEILLE

Gémenos.

Aubagne.

Cuges.

la Penne.

Cassis.

la Ciotat.

Choléra par importation.
? Choléra sans importation appréciable.

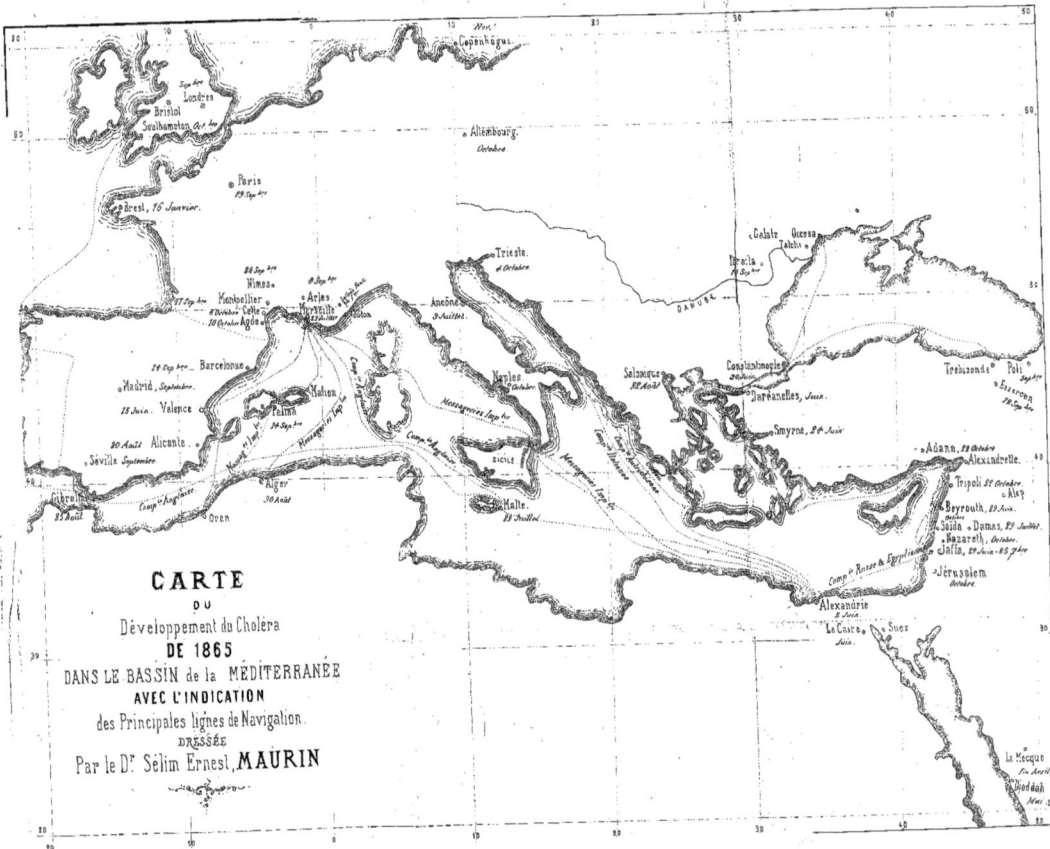

CARTE

DU

Développement du Choléra

DE 1865

DANS LE BASSIN de la MÉDITERRANÉE

AVEC L'INDICATION

des Principales lignes de Navigation.

DRESSÉE

Par le Dr Selim Ernest, MAURIN

Nor.
Copenhague

Londres
Sep.bre
Bristol
Southampton Oct.bre

Altembourg
Octobre

Paris
29 Sep.bre

Brest, 16 Janvier.

Trieste
6 Octobre

Nîmes
28 Sep.bre

Montpellier
17 Sep.bre
7 Octobre Cette
10 Octobre Agde

Arles 8 Sep.bre
Marseille
13 Juillet

Ancône
3 Juillet

Galatz Odessa
Ibraïla Taïch
Sep.bre
DANUBE

Barcelone 14 Sep.bre

Madrid, Septembre.

Valence 18 Juin

Alicante 30 Août

Séville Septembre.

Palma

Mahon

Naples
Octobre

Salonique
22 Août

Constantinople
Juillet

Dardanelles, Juin.

Trébizonde Poti
Erzeroum
19 Sep.bre

Smyrne, 24 Juin.

SICILE

Alger
30 Août

Oran

Malte
18 Juillet

Adana, 22 Octobre
Alexandrette

Tripoli 27 Octobre
Alep

Beyrouth, 19 Juin.
Saïda Damas, 29 Juillet
Nazareth, Octobre.
Jaffa, 29 Juin-25 7.bre

Jérusalem
Octobre

Alexandrie
8 Juin

Le Caire
Juin

Suez

La Mecque
Fin Avril

Gibraltar
25 Août

Comp.ie d'Angleterre

Messageries Imp.les

Comp.ie Rousse et Egypt.ienne

Messageries Imp.les

La Mecque
Fin Avril

Djeddah
Mars 30

20 0 10 20 30 40 50 60

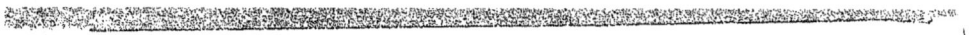